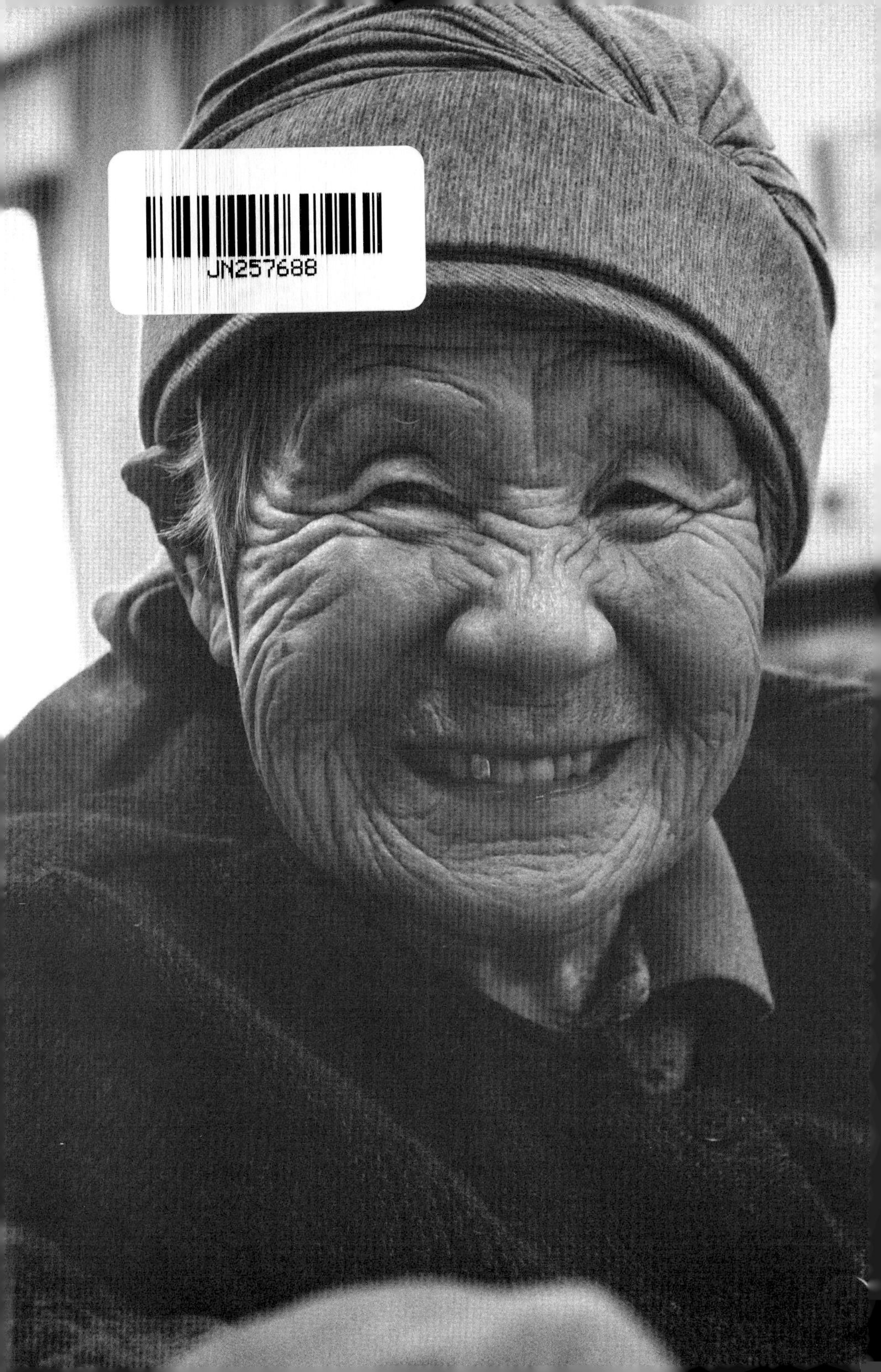

ご飯が食べられなくなったらどうしますか？

永源寺の地域まるごとケア

花戸貴司 ❖文
國森康弘 ❖写真

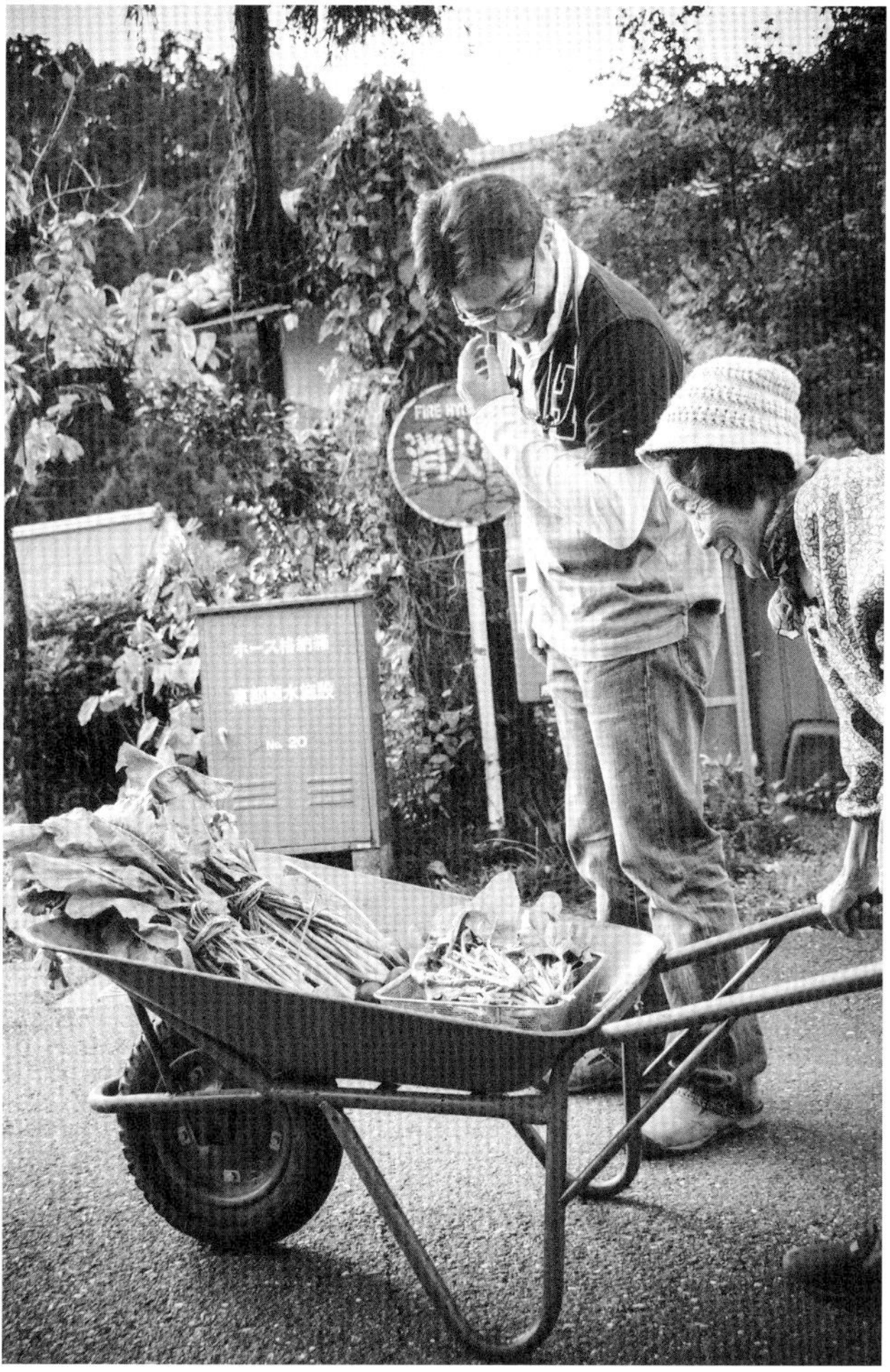

農文協

はじめに

「ご飯が食べられなくなったらどうしますか？」「寝たきりになったら、病院に行きますか？　それとも施設に入りますか？」

かかりつけの医者からこんなことを尋ねられたら、元気なあなたならどう答えるだろう。「馬鹿にするな」と反発するか、「そんなことは考えたこともない」と答えるかもしれない。でも、そう答えられたあなたは、自分の「死」について考えたことはあるだろうか。人の人生は長短の差はあれ、誰しも「生《しょう》・老《ろう》・病《びょう》・死《し》」を経験することが多いはずなのだが、自分自身の老いや病ばかりか、自分の親の最期も想像できない人が多いのではないだろうか。

そのようなことは考えたくないという人もいるかもしれないが、医療現場で働いていると、なにも準備をしないまま病に倒れ、いざその場面に直面したとき、家族がなにも判断できずに途方に暮れている様子を、今まで数多く目にしてきたことも事実である。

病気になれば病院に行けば治してくれる、介護が必要になれば施設に預ければいい、自分の親を看取るなんて考えてもいない、そのように考えている人が多くはないだろうか。もちろん私は、病院に行くなとか、介護保険を利用するなと言っているわけではない。どちらかと言うと、必要な検査や治療は早めに受けたほうがいいと思っているし、介護疲れでストレスがたまったり、仕事を休んだりするぐらいであれば、介護保険をどんどん利用したほうがいいと思っている。

しかし、医療や介護というのは、あくまでよりよい人生を過ごすための手段であり、目的ではないはずである。人生という物語の主人公はその人本人であり、人生の最期の時を、どこで、そして、どのように過ごしたいのかは、自分自身できちんと考え、そして、周りの人にきちんと伝えておくべきであると思っている。

本書のタイトルにもなっている先ほどの質問を、私の外来に通われている患者さんにすると、ほとんどの方が、「そうなっても家に居るわ。そのときは、先生、往診してくださいな」と笑って答えられている。もちろん私も笑顔で、「わかったわ、なんかあったら往診するから呼んでや」と返す。

この地域の人たちは、年老いて足腰が弱り、もの忘れが多くなっても、病院や施設に入るより自宅にいることを当然のこととされ、ご飯が食べられなくなっても、点滴や医療機器は求めず、長年住んできた家で、家族や友人に囲まれながら、静かに枯れるように息をひきとっていかれる。家族や友人が旅立つときは、地域の人たちも集まってこられ、「よう頑張った、わしも後からいくから、さきに逝っておいてくれ」と声をかけられる。

病院で静かに絶える命ではなく、そのように地域で皆に見守られながら、命を受け継ぐ場面というものを数多く見てきた。事実、この地域で亡くなる人の半数以上が、病院で入院することなく自宅で息をひきとられている。

このような人びとを見て感じることは、決して「死」とは敗北ではないということ。死を忌むべきものととらえず、日常の先にある出来事としてとらえ、誰しも迎える必然の時であると自覚しておられる。この地域には、超高齢化社会を迎える日本で、年老いて障がいを抱えても、認知症になっても、あるいは、独り暮らしであっても、安心して生活をするためのヒントが隠されているように思う。本書を通じて、この永源寺地域の人びとの暮らしぶりが伝えられ、皆さんの参考になれば幸いである。

本書を執筆するにあたり、多くの方々の協力をいただいた。推薦の言葉をいただいた小串輝男先生には、

「三方よし研究会」のリーダーとして、快活で精力的な姿にはいつも励まされ続けてきた。小串先生とともに地域づくりに貢献できていること、それが私にとってなによりの幸せなことと感じている。簡単な言葉では表わせないが、深く、厚く感謝申し上げる。そして、写真家の國森康弘さんには、永源寺地域の人びとのいきいきとした姿を撮っていただいた。私の稚拙な文章だけでは伝えきれなかった地域の人びとの暮らしの様子や年老いても輝き続ける地域の人たちの姿を、写真を通して読者の皆様にお伝えできたのではないかと思う。また、私のような田舎の医師に執筆の機会を与えていただいた農文協の皆様には深謝申し上げる。

当然のことではあるが、本書は永源寺地域の方々の協力なしには書きあげることはできなかった。本書に登場していただいた方々のみならず地域の皆さんには、私を医師としてだけではなく、地域住民の一人としてあたたかく迎えていただき、そしてたくさんのことを教えていただいた。本書でそのすべてを書き記すことはできていないが、この永源寺地域の人たちに出会うことができたことが、とても幸運であると感じている。永源寺地域の皆さん、そして私の仕事を支えてくれている当院のスタッフと多職種の皆さんには本当に感謝申し上げる。

最後になったが、いつも私を支えてくれている家族にも「ありがとう」と述べたい。

二〇一五年一月

花戸　貴司

❖目　次❖

第四章　永源寺の「地域まるごとケア」の歩み

本書の写真・写真解説：國森康弘

第一章

病気が治らなくても元気に暮らす人たち

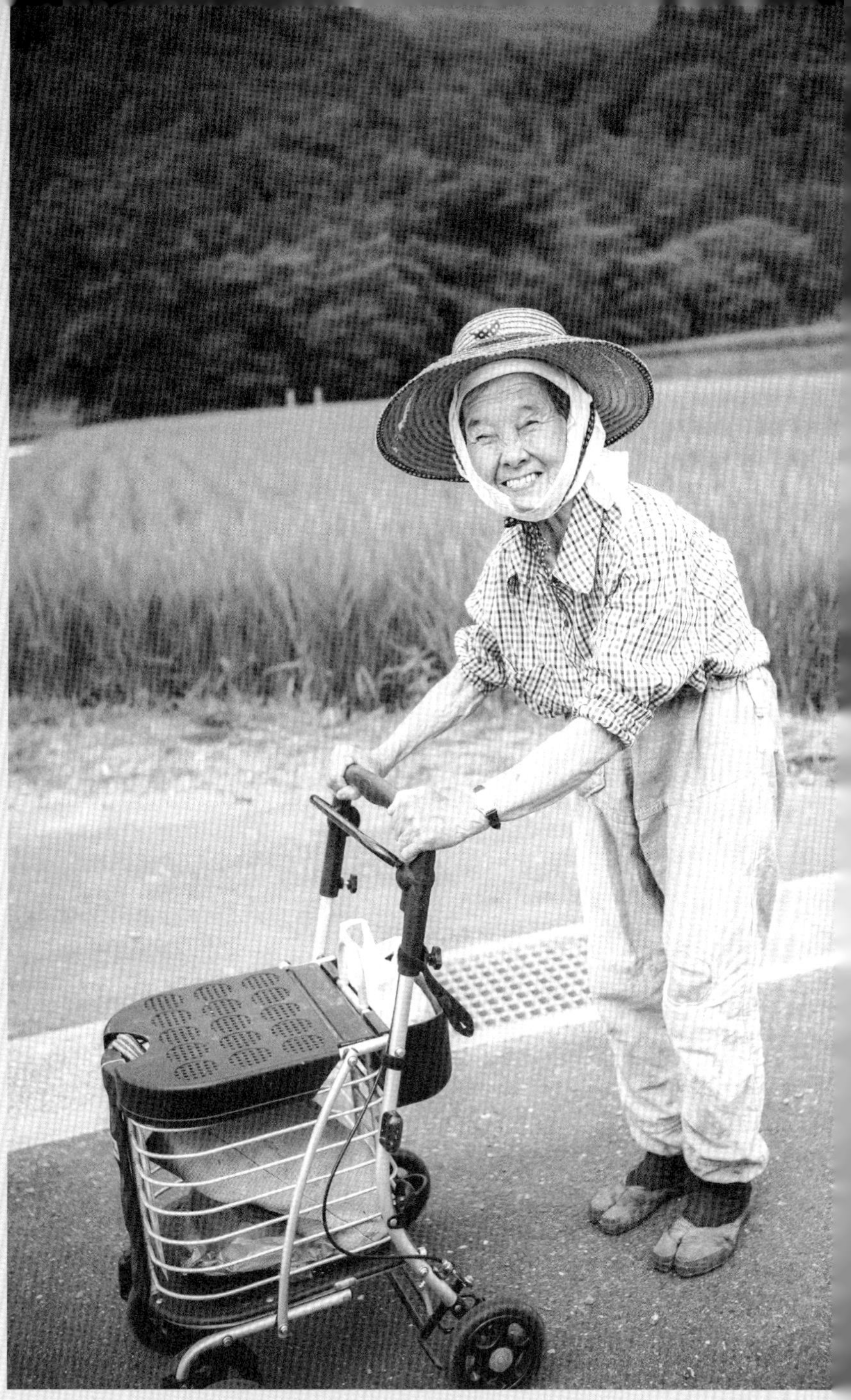

▽永源寺診療所の一日

朝七時、診療所の玄関を開けると、私の一日が始まる。

玄関の前では、六時過ぎから順番を待っている人たちがいる。子どもが昨日から熱が出ている、おばあちゃんの診察の順番をとりにきた、孫が会社に行くときに一緒に送ってきてもらったなど、朝から診療所の玄関前は患者さんたちの声でにぎやかだ。玄関を開けながら皆さんと挨拶をするのだが、昨夜遅くに往診に呼ばれたのと朝日がまぶしいせいで、いつもよりもまぶたが重い。待合室のカーテンを開けていると、順番を並んでいた治雄さんに「先生、昨日はご苦労さん」と声をかけられ、会釈を返した。背筋を伸ばして深呼吸をし、診療所の待合室から見える鈴鹿の山々と田畑の緑が、日ごとに濃くなっているのにあらためて気づいた。

ここ東近江市永源寺地域は、滋賀県の南東部、三重県との県境に位置し、町の人口は五八〇〇人、高齢化率は三〇％を超える少子高齢化を迎えた典型的な山間農村地域である。永源寺診療所のある山上《やまかみ》地区には役場や郵便局、銀行、スーパーなどがあるが、それらを利用するのはほとんど地域の人たちだけ、そんなとてもこじんまりとした永源寺の中心部である。東には雄大な鈴鹿の山々が連なり、冬は雪化粧で木々は隠れてしまうが、夏は深緑、秋には山一面が紅く染まるなど、診療所から見える鈴鹿の山は四季折々の顔をみせてくれる。その山々に点在する集落に人びとは暮らしている。中でも一番奥の集落「君ヶ畑」までは、診療所から片道約二〇㎞の距離があるが、最寄りの医療機関は、この診療所である。君ヶ畑からこの診療所まで通るバスは一日四本しかなく、午後四時の最終便を逃すとバスで帰ることはできなくなってしまう。そんな交通の便の悪い永源寺地域なので、うちの診療所の患者さんは、車に乗って通院するか、運転ができなければ家族に送迎してもらうしか方法がないのである。

さて、待合室の声に耳を傾けると、「サトさんが、往診してもらって、夜遅くに家で亡くならはった。今日がお通夜らしいわ」との声。昨夜、お家《うち》で息をひきとった患者さんのことが話題になっている。永源寺地域では、年老いて介護が必要になっても、食事が摂れなくなっても、ご本人が最期まで家にいたいと希望される人が多い。また、家族や地域の人も、それが当然のことのように受け止めておられる。

診察が始まり、八五歳になる政子さんが娘さんに連れられて診察室に入ってきた。いつもは一人でバスに乗って診療所までこられる政子さんだが、今日は娘さんが送ってこられたようだ。診察室に入るなり政子さんは、「先生、楽しみやった畑に行けへんようになったわ。もうあかん、はよう参らしてほしいわ」とこぼしている。たしかに診察をすると足の力が以前よりもかなり落ち、杖を使って歩くのも一苦労だ。政子さんが訴える「早く死にたい」という意味の言葉もわからなくもない。しかし、ご飯もちゃんと食べられているようだし、診察をしてもそれほど具合が悪い様子でもない、なぜこのようなことを言われるのだろう。家での様子や、頑張っていることなどを、もう少し詳しく聴かせてくださいと言うと、政子さん自身がいろいろと語り始めた。やはり畑に行けなくなっても、家庭では洗濯物をたたんだり、裁縫をしたり、昼間は仕事で留守にしているお嫁さんの代わりに簡単な家事などもされている。家の中でも自分の役割がちゃんとあるようだ。死ぬどころか、入院する必要もなさそうである。ひととおりの診察を終えた後、政子さんとあらためて向き合った。そして、一呼吸おいてからいつものように質問をした。

「政子さん、ご飯が食べられへんようになったらどうする？」

すると政子さんは、驚くわけでもなく落ち着いた声で「どこも行きとうない、このまま家にいたいんやけ

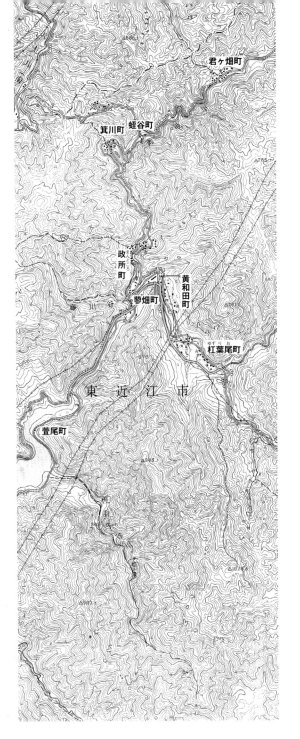

どええかな?」と祈るような表情で私を見つめた。その答えを聴いて、私もいつものように「大丈夫ですよ。何かあったら連絡してちょうだい。いつでも往診に行くからね」と笑って応えると、ようやく政子さんの表情が緩んだ。娘さんも後ろで笑いながら「よろしくお願いします」と頭を下げられる。今、流行りの「エンディングノート」を自分自身で書けなくても、家族の前でこちらから尋ねると、皆、自分の人生の最終章をどう迎えたいか、真剣にそして思慮深く語ってくださる。すべての人の希望が叶うわけではないが、いざというときに家族が迷うことがないよう、必要な準備である。政子さんは、「はよう参らしてほしい」

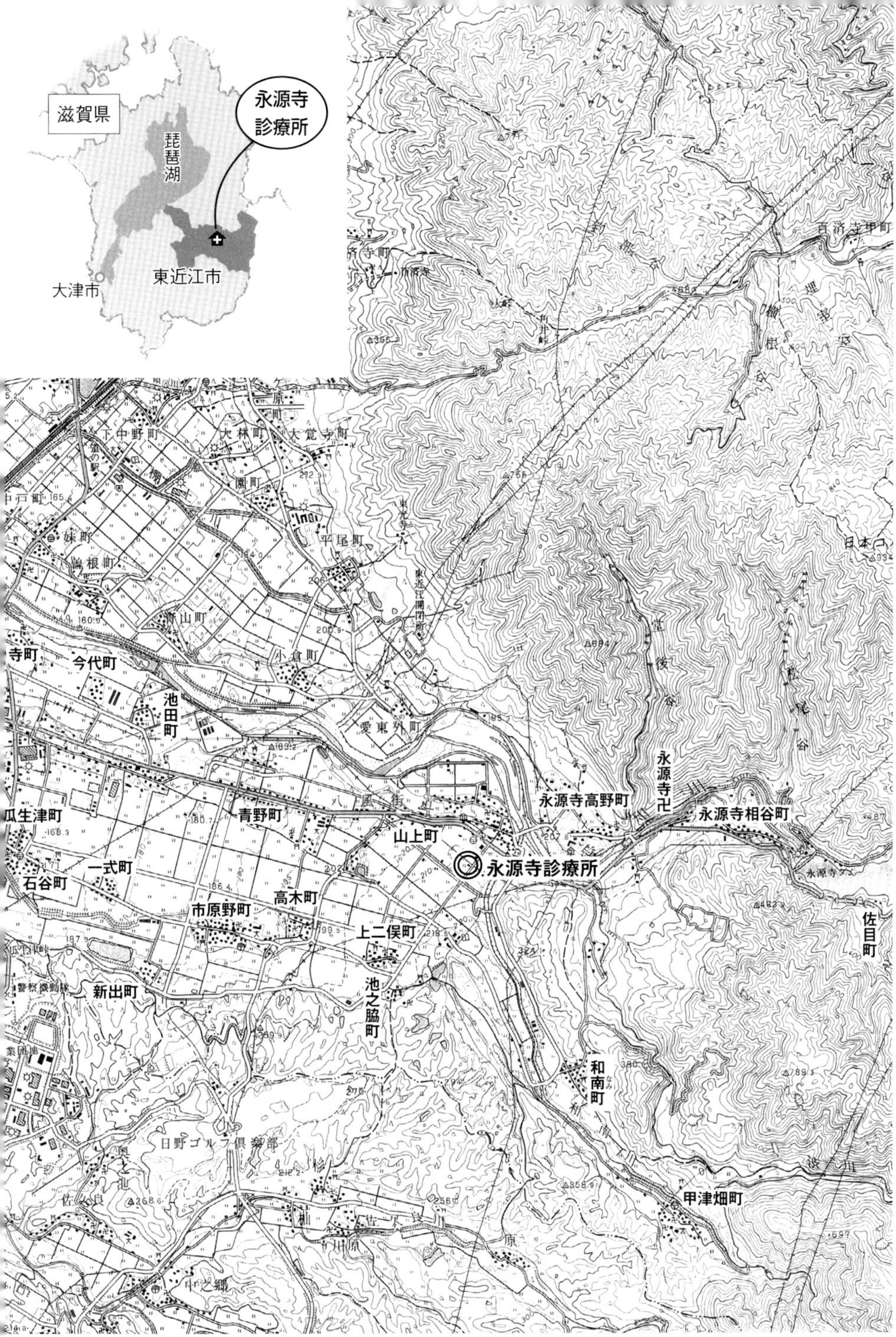

図　永源寺診療所が受け持っているおおよその地域（太字の町名の地区）

注1：地図の西に続く八風街道沿いの地区も受け持つが、数が少ないので省略した。

注2：国土地理院5万分の1地図「御在所山」を使用した。

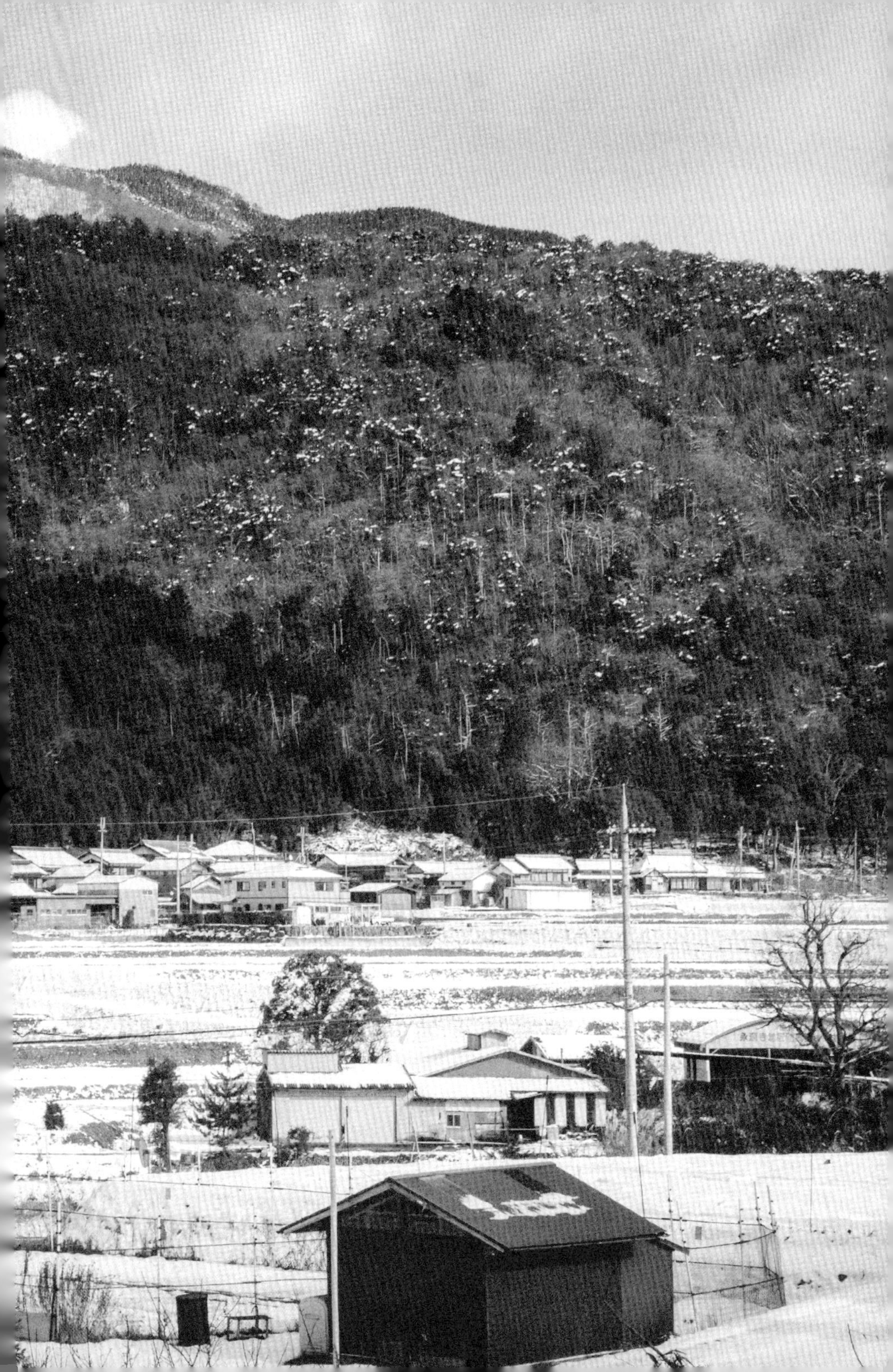

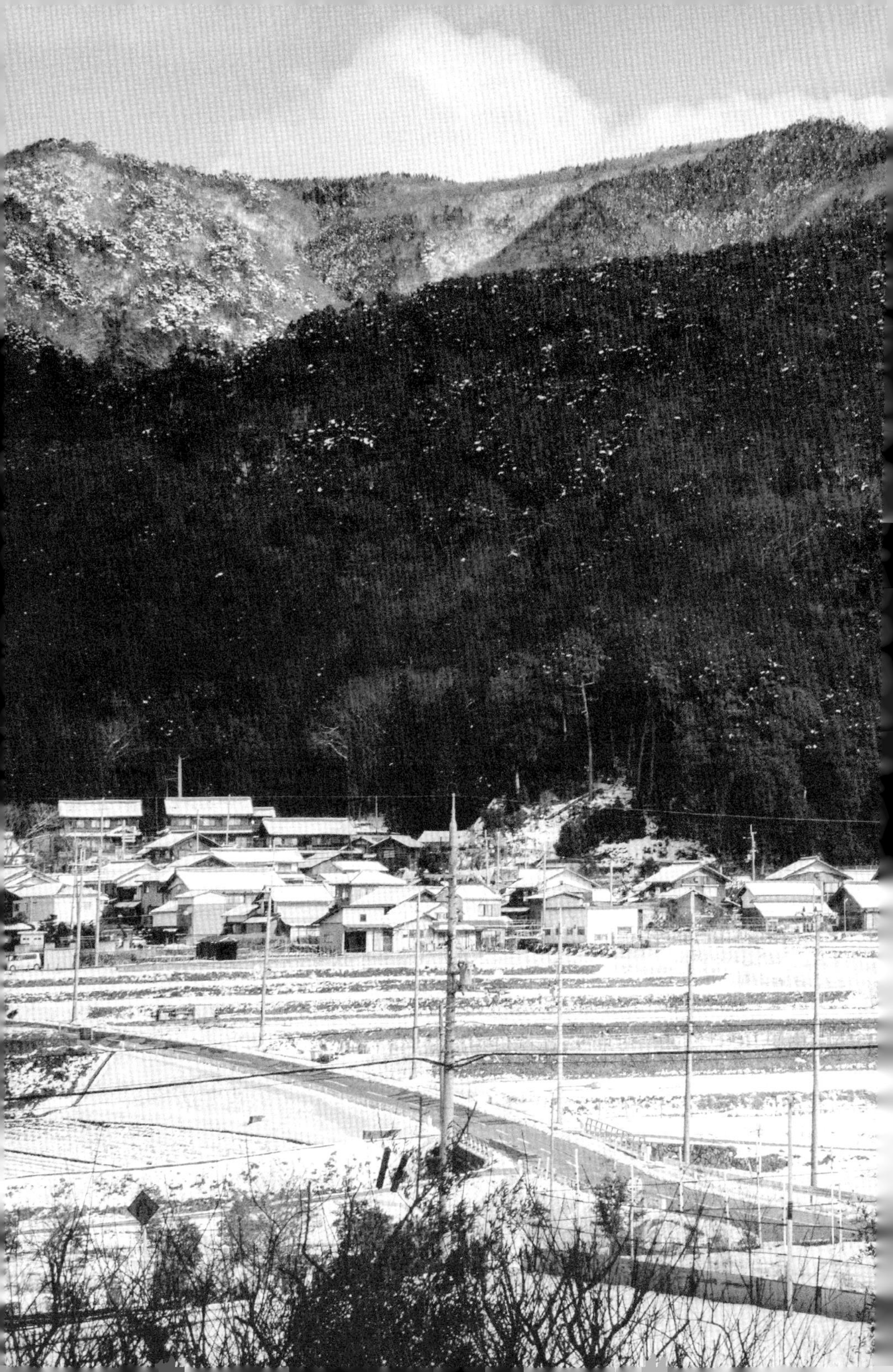

と言いながら、「次は畑で採れた野菜をたーんと持ってくるから食べてちょうだいね」と言い残して診察室を後にされた。

午前の診療を終えると、午後からは診療所に通うことのできない方のところへお伺いする訪問診療の時間にあてている。私が定期的に訪問している患者さんは、がんや認知症、脳卒中で寝たきりの人、あるいは生まれつきの難病の子どもさんなど約八〇人、一人ひとりの病気や家族環境、そして、受けておられる治療や介護もさまざまである。しかし、ほとんどの方は、月に一回か二回程度の訪問診療だけで、それ以外の在宅生活は、訪問看護師さん、薬局さん、ヘルパーさん、デイサービスやリハビリのスタッフ、家族の方、そして場合によっては行政の方やご近所さんにも支えられている。もちろん、私は休日や夜間の緊急時の往診対応もしているが、私の出番はさほど多くない。どちらかというと、私に頼らないで在宅の生活を楽しんでおられるようにも見える。

少し、往診の様子を紹介しよう。

▽重度の認知症でも当たり前に生活するタエさん

一軒目は、独り暮らしのタエさんのお宅から。

「こんにちは」

「……」

玄関の前で声をかけるが返事がない。玄関の戸は開いているので、顔を突っ込んでもう一度大きな声で呼んでみたが、やはり返事がない。もぬけの殻だ。いや、正確に言うと空っぽではない、タエさんの飼い犬テ

前頁の写真：医療で老いは治せない――。土に根づいた暮らしが営まれる。

ツが土間で留守番をしていた。

「タエさん、どこ行った?」テツに聞いても、何も答えてくれない（当たり前か）。

タエさんは散歩にもよく出かけるが、テツをおいて出かけることはほとんどない。出かけるときは、いつもテツと一緒なのだ。しかし、テツを置いていくとは、何か急ぎの用だったのか?　それとも何か理由があって一人で遠くへ出かけてしまったのか?　今日が往診の日と伝えておいたのに、留守ではなにもできない。途方に暮れていると、一緒に往診についていた看護師さんが、お隣に住むよし子さんに尋ねに行ってくれた。すると、よし子さんが「ゴミ出しに行ったよ」と教えてくれる。気をとりなおして、看護師さんと一緒にゴミ捨て場に向かって歩いて行った。すると、ゴミをのせた一輪車を置いて途中で休んでいるタエさんを見つけた。看護師さんが声をかけると、タエさんは「あら、今日は往診やったんかいな?」と言って、舌を出しながら照れ笑いを浮かべた。やはり、今日の往診のことをすっかり忘れていたようだ。

タエさんは重度の認知症だ。

往診の日をカレンダーに書いておいても、当日の朝にヘルパーさんに確認してもらってもすぐに忘れてしまう。それ以外にも、薬を飲み忘れたり、お金の管理ができなかったり、ヘルパーさんがつくってくれた食事があるのを忘れて腐らせてしまったり、ご近所さんとのお付き合いなどもままならなかったり、できないことだらけである。でも、タエさん自身は今の生活がそれほど辛いとは思っていないようだ。どちらかというと、テツと一緒に家にいる生活を当たり前のように過ごしている。ご近所さんも顔なじみのタエさんなら外を歩いていても「散歩」だと思っているし、決して「徘徊」なんて大騒ぎはしない。もの忘れはあるが、独り暮らしのタエさんも、この地域で安心して生活されているように思う。

次頁の写真：「はよう参らしてほしいわ」。住み慣れた場所で、家族のそばで、自分らしく生き切る——。何年も重ねてきた、この意思表示。ゆえに、最期の願いが成就する。

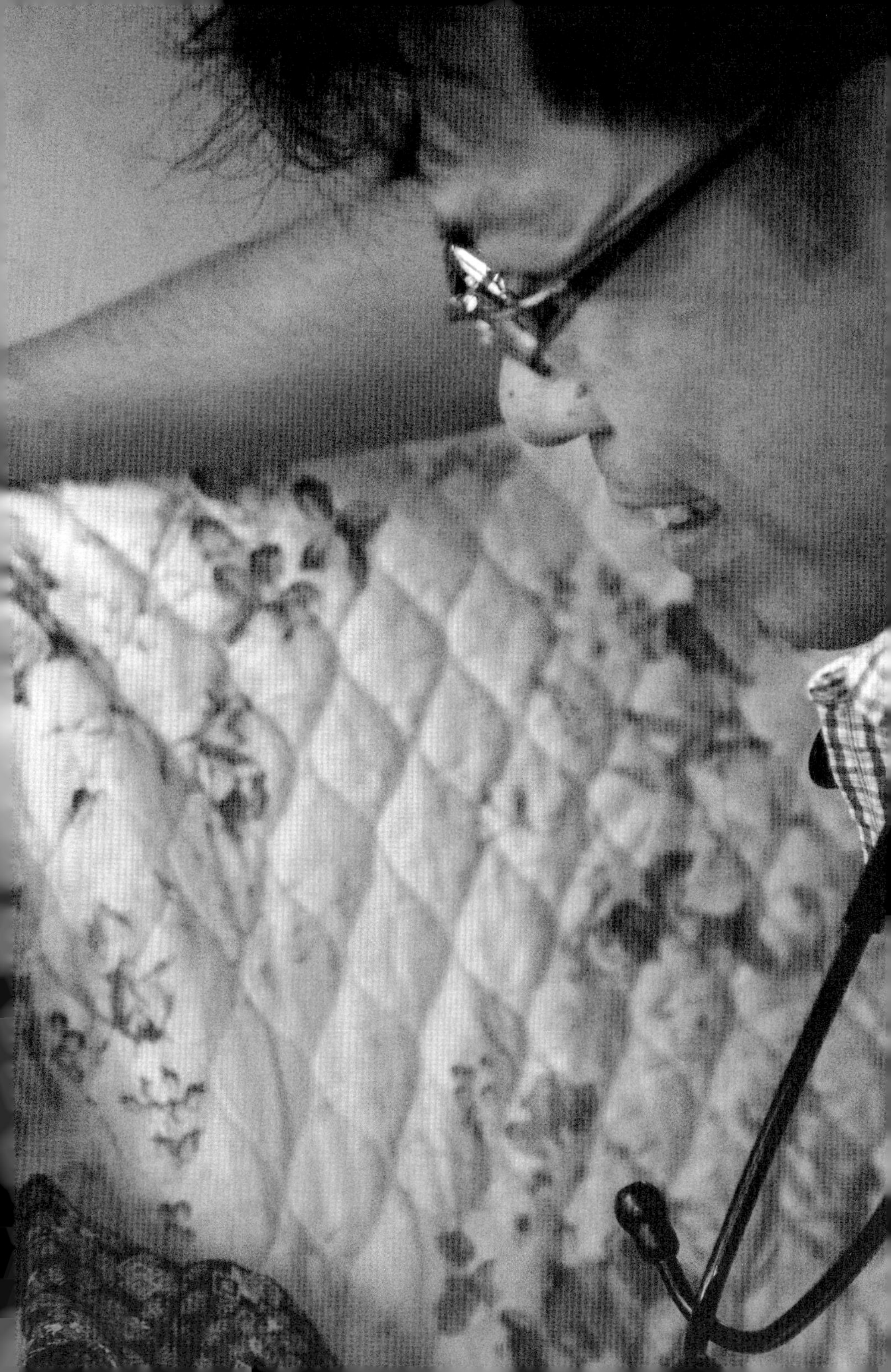

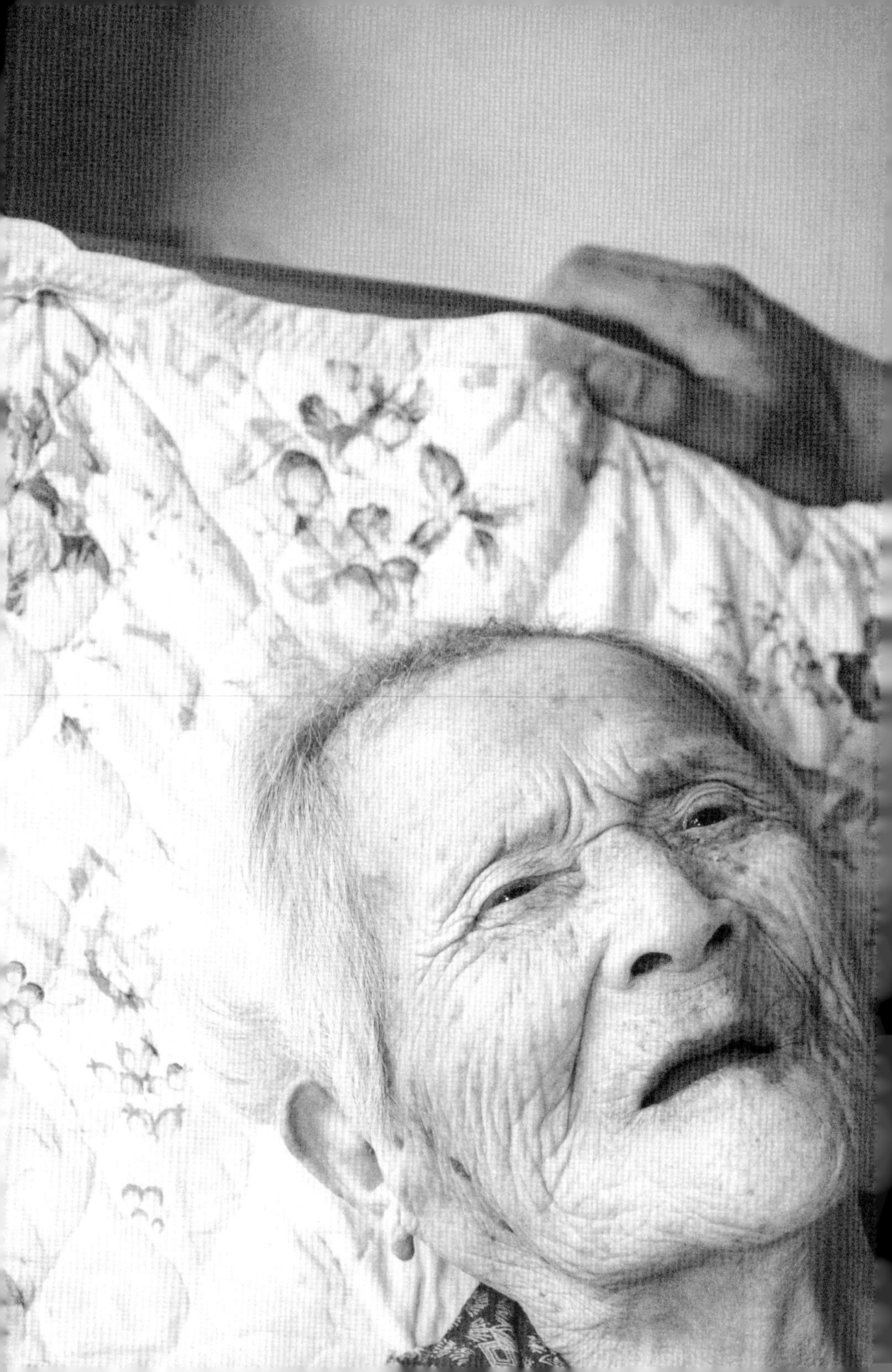

▽進行がんの弘一さんは川魚釣りの毎日

タエさんのお家をあとにし、鈴鹿の山のさらに奥へ車を走らせた。鈴鹿の山から琵琶湖にそそぐ愛知川は、太公望も集まる美しい川だ。その愛知川沿いに車を走らせるとダムが見えてきた。これを越えると、奥永源寺と呼ばれるさらに山間地域となる。奥永源寺にさしかかったとき、長靴を履いた弘一さんがこちらに向かって手を振られた。車を寄せて窓をあけると、「先生、これ釣ってきたから食べて」と差し出されたのは、釣りたての鮎だ。ハラワタもきれいに処理されていて、あとは塩を振って焼くだけだ。

「おいしそうやね」

私がそう言うと、弘一さんもにっこり笑う。

弘一さんは、若い頃から釣りが大好きで、シーズンになると、毎日のように竿を持って愛知川に出かけていた。若い頃に腸の手術をした以外は大きな病気もしたことがなく、山も川も大好きないつも日焼けした顔が似合うオジサンだ。そんな弘一さんが釣りを休みがちになったのが一〇年前のことだった。いつもなら朝から暗くなるまで外に出ていても平気だったが、「半日もすると疲れてしまう」と、奥さんに連れられ外来にこられた。

外来で検査をすると、肝臓の数値が上昇している。さらに詳しく調べると、肝臓にがんも見つかった。幸い初期のがんであったため、弘一さんと奥さんには治療を勧め近くの総合病院を紹介した。

弘一さんが入院されて、しばらくたった頃、病院へお見舞いに伺ったことがある。外来で「しんどい」と訴えられていたときよりも、心なしか顔色がよくない。病院の先生からは肝臓の値も良くなって薬がよく効いていると聞いていたのだが、どことなく元気がない。外で見ていた日焼けした弘一さんの顔も、病院ではいつもとは違う様子に見えた。そして、「病院にいてもあかんな、はよう診療所にかかりたいわ」と弘一さんがこぼされた。当たり前の話だが、病院に入院すると誰しも「患者さん」になってしまうようだ。

一カ月後、弘一さんが退院され外来にこられた。入院中、ベッドで寝ていたパジャマ姿と違い、いつものようにジーンズをはいてこられた。診察室に入るなり「先生、家に帰ったら、やらんとあかんことがぎょうさんあって、病気にもなってられんわ」そう笑いながら、山で採れた山芋を診察室の机に置かれた。お店で買ったものではなく、わざわざ自分の足で山に行って、自分の手で掘ってこられた山芋を持ってこられたのだ。元気をとりもどした弘一さんらしい退院のお知らせだった。

その後も、病院で治療してはがんの再発が見つかりまた治療する、といったことを繰り返してこられた。肝臓がん以外の心臓や前立腺は、診療所の外来に通われて私が診ている。しかし、今年のはじめに四回目のがんの再発が見つかった。病院での検査では、肝臓以外にも転移をしている進行がんだった。かなり厳しい状況であることから、病院の先生からも「これ以上治療することはありません」と言われ、家に帰ってこられたのが先月のことだ。弘一さんは、どんなに落ち込んでいるのだろうと思っていたが、奥さんの話では、それから毎日、じっとしていられず、山へ川へ行って好きなことをして過ごしているようだ。

弘一さんは言う。「病気が治らなくて病院を退院してきたけど、死ぬために帰ってきたんじゃない。今のうちに自分でできることをするために帰ってきたんだ。だから、好きなことをやらしてもらっている」と。

そして、「先生、また外来に行くけど、なんかあったら頼みますわ」と笑っておられる。

私に何を頼まれているのか、それは、詳しく語られなくてもわかっている。

次頁の写真：タエさん宅。「こんにちは～、診療所で～す」「あぁ、先生おおきに」。じつは花戸センセ、犬が苦手で近寄れない。

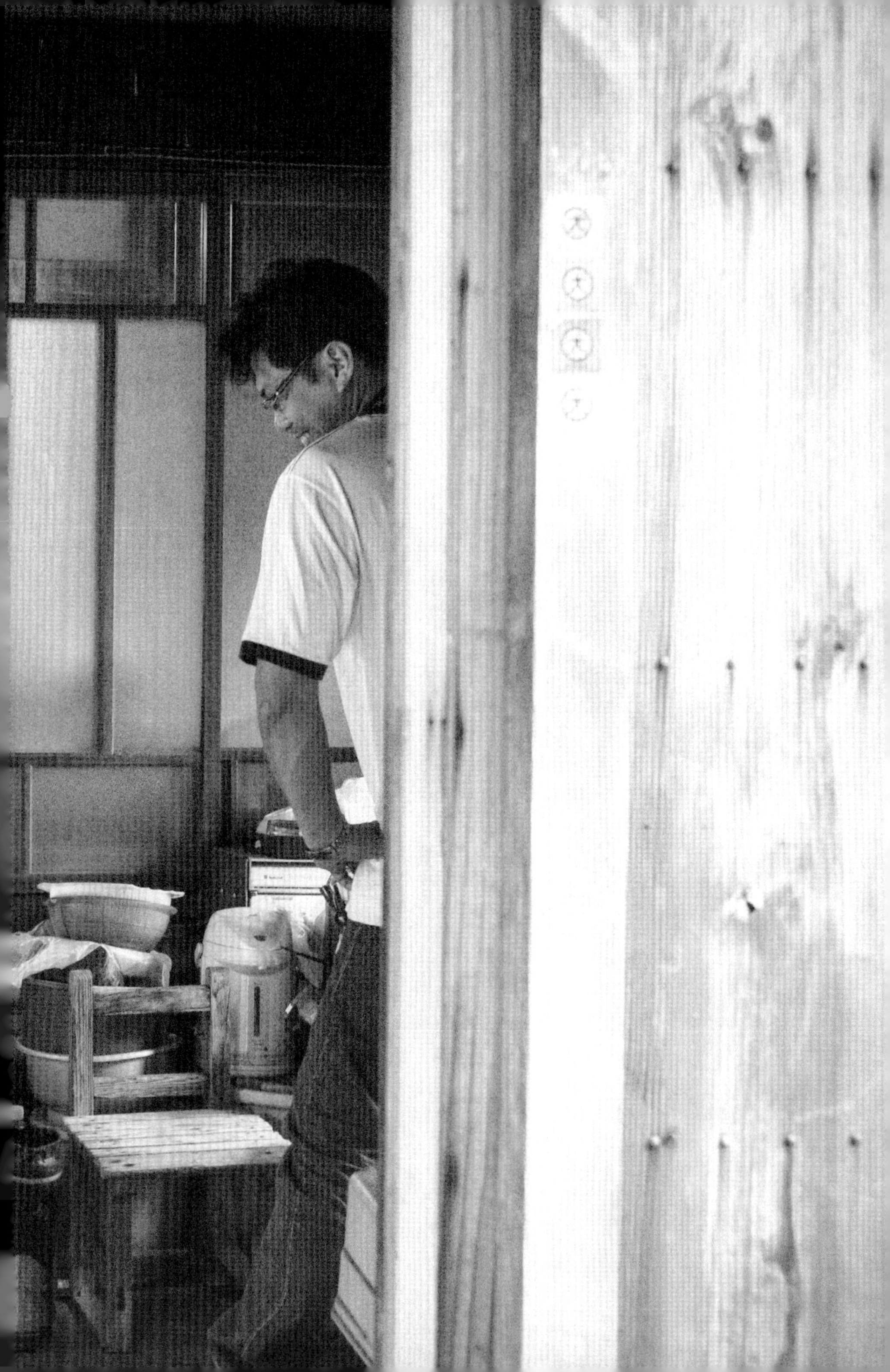

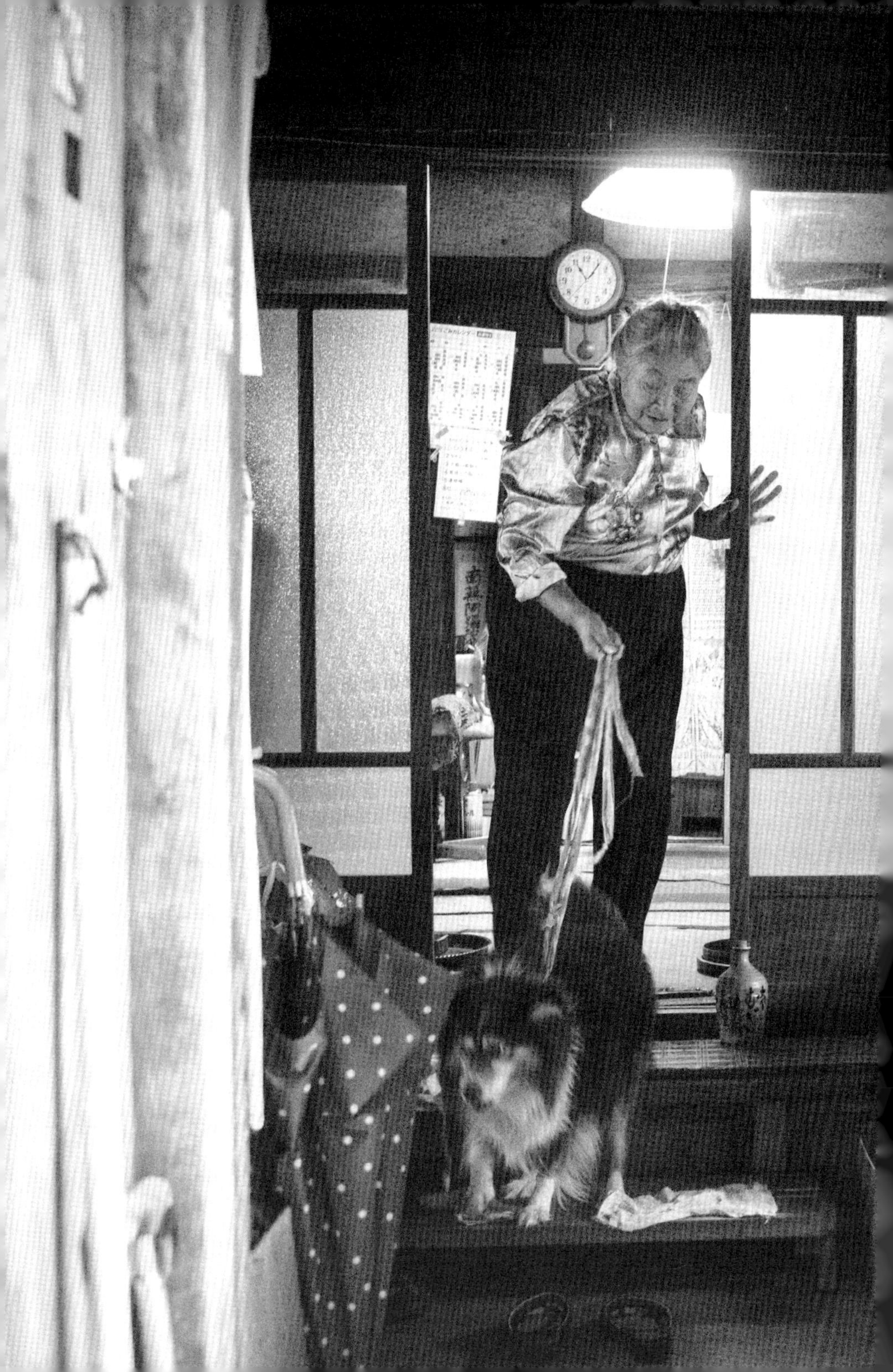

私も「また大物釣れたら教えてくださいね」と返して、ふたたび車を走らせた。

がんになっても自分らしい生活をすることができること、病気との勝ち負けだけではない、元気の素がこの地域にはあるようだ。

▽認知症で幻覚のあるトラさんは、「このままそっとね」

二軒目のお家は、先日より往診が始まったトラさんのお家だ。
トラさんは、以前から外来に通われていたが、異変に気づいたのは二年ほど前。うちの診療所では、高血圧や糖尿病などの内科疾患で定期受診されている患者さんには、診察前に検尿をお願いしている。簡単な検査であるが、身体の状態がいろいろとわかることが多いからだ。しかし、お年寄りの方の中には、出そうと思えば思うほど尿が出ない患者さんもおられ、「出ません」と検尿をギブアップされる方もおられる。トラさんもそのような患者さんの一人で、前回は空の検尿コップを窓口に出しておられた。ある日、電子カルテの受付患者さんの中に、トラさんの名前を見つけた。今回は採れなければ仕方ないなと思いながらトラさんの検尿が出るのを待った。すると間もなく、トラさんの検尿コップはティッシュをかぶせて提出窓口に置かれた。
看護師さんが検査をしようとティッシュをはずすと、不思議なことに液体ではなく固体がある。
紙コップの中にコロンと一つ丸い「ウ○コ」、
まるで、からあげの食べ残しのようなコップの中の「ウ○コ」、
何人かで確認したがやはり正真正銘の「ウ○コ」だ。

毅然とした存在感でコップの中にたたずんでいた。

もちろん検査はできず……。

しばらくして、カーテンで仕切られた診察室の後ろを右往左往する看護師さん。私は他の患者さんを診察していたが、遠くから「どうやって採ったの？」と看護師さんが大騒ぎしている声が聴診器をつけながらも聞こえてきた。後ろの騒ぎが気になるが、平静を保とうと落ち着いて他の患者さんの診察を続けた。そして、トラさんの順番がまわってきた。トラさんが診察に入ってくると、つい頭の中に「からあげ」が浮かんだ。淡々と診察を進めようと眼を閉じるも、まぶたの裏側にティッシュで覆われた紙コップが出てきた。トラさんに深くは尋ねず、いつもより丁寧に診察をしたあと、トラさんのカルテに「検尿禁止」と書いた。

そんなトラさんが、田んぼで転倒されたのが二カ月前のこと。田んぼの水を見に行こうとして誤って足を滑らせたそうだ。田んぼで動けなくなっているところを近所のおじさんに発見され、救急車で病院に運ばれた。骨折は手術が必要な状態だったため入院となったが、すぐに手術をしてもらい経過は順調だった。しかし、手術のあとリハビリを始めたあたりから、トラさんの様子がおかしくなる。認知症による幻覚がひどくなってきたのだ。毎晩消灯の時間を過ぎると「ベッドの上に子どもがいる」と言って、ナースコールを押して看護師さんを困らせていた。それから二週間ほど経つと、病院の看護師さんからも退院を勧められた。私のところに家族から相談があり、直接、病院の先生とも連絡をとったが、「入院を続けるよりも家に帰ったほうが落ち着くでしょう」との結論になった。そして先日、トラさんが退院してこられたのだが、帰ってきてからもトラさんの「子どもがいる」は続いていた。

退院してすぐに往診に伺うと、「先生ありがとう。だいぶ元気になったわ」とトラさんは笑顔で応えられた。私が「家はどうですか？」と尋ねると、「子どもがぎょうさんいて、にぎやかで良いわ」と、これまた

次頁の写真：この田畑とともに生き、授かった命をまっとうし、次の世代に引き継いでいく。

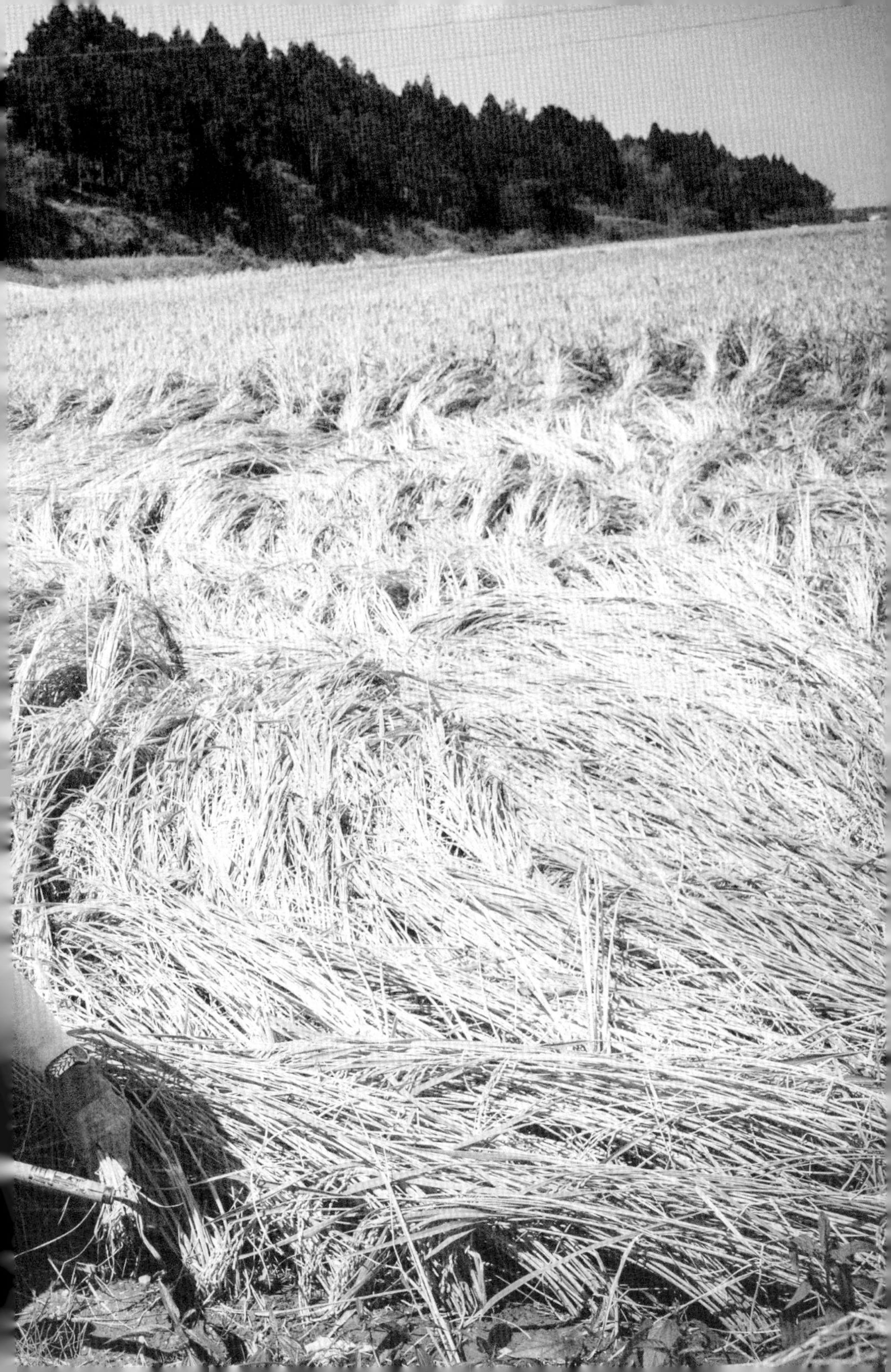

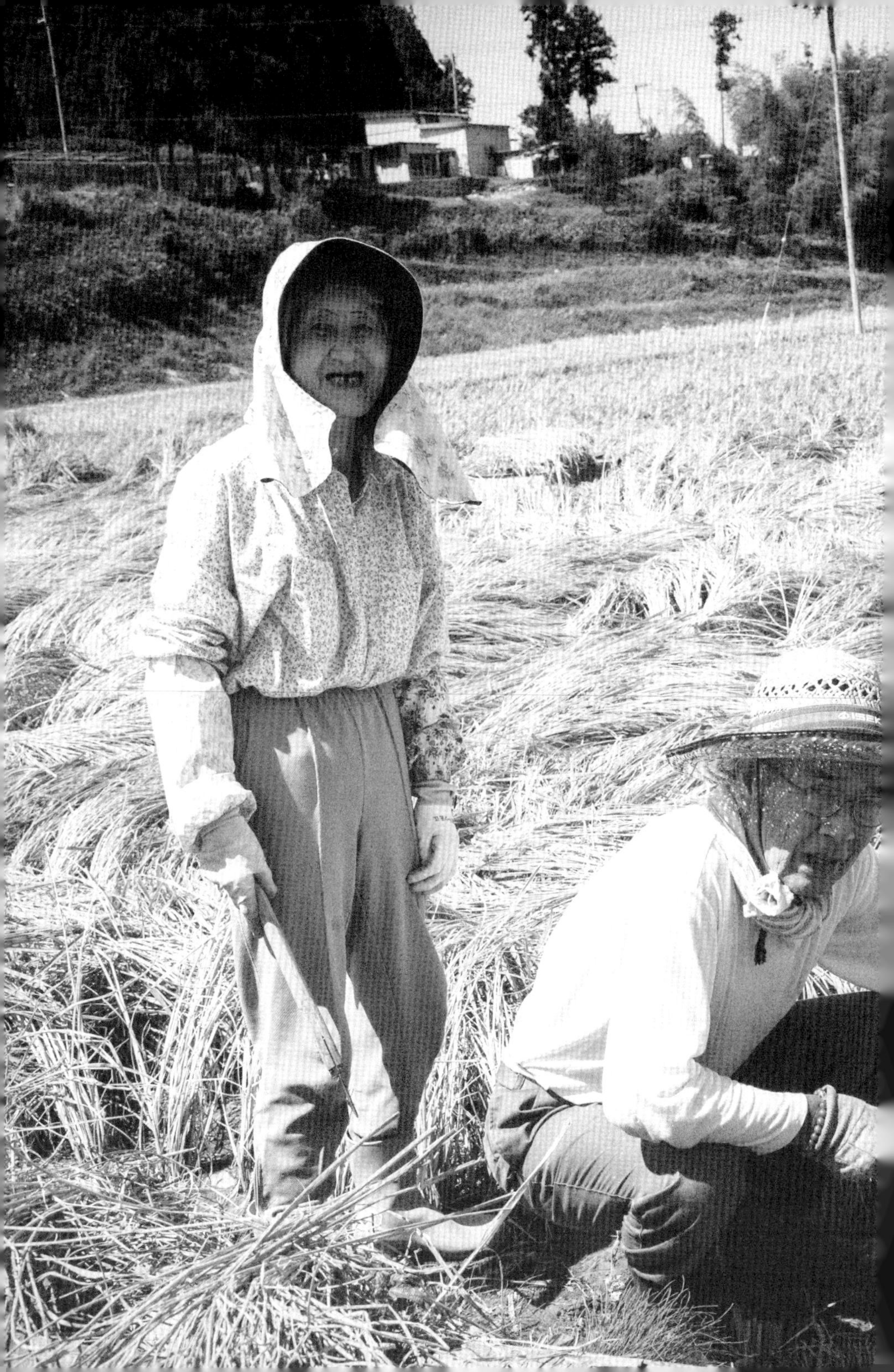

ニコニコして答えられた。しかし、家に帰ってきてからは夜中に大騒ぎすることもないし、外に出ていくこともない。明らかに病院よりも落ち着いて生活されている。家族もそれを見て、騒ぎ立てずニコニコと笑っておられる。私もなにもせず、家族の方と一緒に、このままそっとしておきましょうと提案した。トラさんと家族に、「なにか困ったことがあったら、また来ますから連絡してくださいね」と言うと、トラさんも深々と頭を下げてくださった。

その後、一週間ほど経つが何も連絡がない。

認知症を放っておいていいのか？　まぁ、いいでしょ。

子どもの相手が忙しく、「からあげ」のこともトラさんはすっかり忘れているようだ。

▽四歳のてっちゃんは、ひいおばあちゃんの最期をおぼえていた

往診を終え診療所に帰ってくると、診療所の電話が鳴った。

幼稚園から帰ってきたてっちゃんが、熱を出したので診察をしてほしいとの連絡だった。早速、診療所に連れてきてもらい、診察をした。いつも走り回ってにぎやかなてっちゃんも、今日は熱もあるせいか、おとなしく座っている。診察が終わり「お薬飲める？」と私が尋ねると大きくうなづいた。どうやらたいしたことはなさそうだ。すると、私に向かって「先生が帰ったあと、ひいおばあちゃんと大きな声でバイバイしたよ」と話してくれた。サトさんのひ孫になるてっちゃんは、昨夜も眠い目をこすりながら皆と一緒にサトさんのそばについていてくれていたのだ。

八八歳になるサトさんは、若い頃から「畑に行かない日はない」というぐらいの働き者だった。サトさん

がつくる手づくりのこんにゃくは、地元のみやげもの屋でもよく売れている。農業はもちろん、家のことも切り盛りされて両親の介護もした。孫が産まれてからは、農業は息子夫婦にまかせて、子守が主な仕事となった。そんなサトさんの姿は、家族や親戚のみならず、近所の人誰もが見ていた。そして、孫たちは大きくなり、進学・就職と一人、二人と家を離れていった。

サトさんが倒れたのは四年前。ある朝、息子さんが「おふくろが歩けない」と言いながら、サトさんを抱えて診療所に連れてきた。サトさんは、申し訳なさそうに「先生すまんな」と言おうとするものの、いつものようにうまくしゃべることができない。すぐに大きな病院を紹介し、検査をすると、頭の血管が詰まる脳梗塞と診断された。その後、その病院での治療とリハビリのおかげで順調に回復し、二カ月後、自宅に戻ってきた。幸い、寝たきりにはならなかったが、今までとは違い、身体が思うように動かない。なんとかご飯は自分で食べていたが、一人でお風呂に入れない、着替えるのも一苦労だ。介護保険をつかってヘルパーさんに来てもらい、お風呂に入れてもらうようになった。サトさんも家族も「介護の施設に行くよりも、家で生活をしていたい（させてあげたい）」そんな気持ちが強かった。今でもサトさんは自分の仕事はこんにゃくづくりと思っていた様子だった。畑には行けなくても、軽トラで運ぶこんにゃく芋を窓から覗いてみたり、お嫁さんからこんにゃくの様子を聞かされるとニッコリと笑う。窓の外から息子さんが「おばぁ、どうしとる？」と聞かれれば、ヘルパーさんに手伝ってもらいながらお風呂に入っている最中でも、サトさんはニッコリ笑って応えていた。

そんなサトさんが、一カ月前から少しずつご飯が食べられなくなった。私が往診して診察や採血をしても病気らしいものは見当たらない。私が「老衰のようですね」と伝えると、息子さんも「病院に行ったほうがええやろか？」と迷っていた。しかし、家族でいろいろと相談しながら、最終的には「最期まで一緒に家に

次頁の写真：「あ〜、今日も、往診ご苦労さんですぅ」。訪問診療に向かう車に、皆が声をかけてくる。畑にいるときの人びとの表情はやっぱり、普段のいく倍も輝いている。

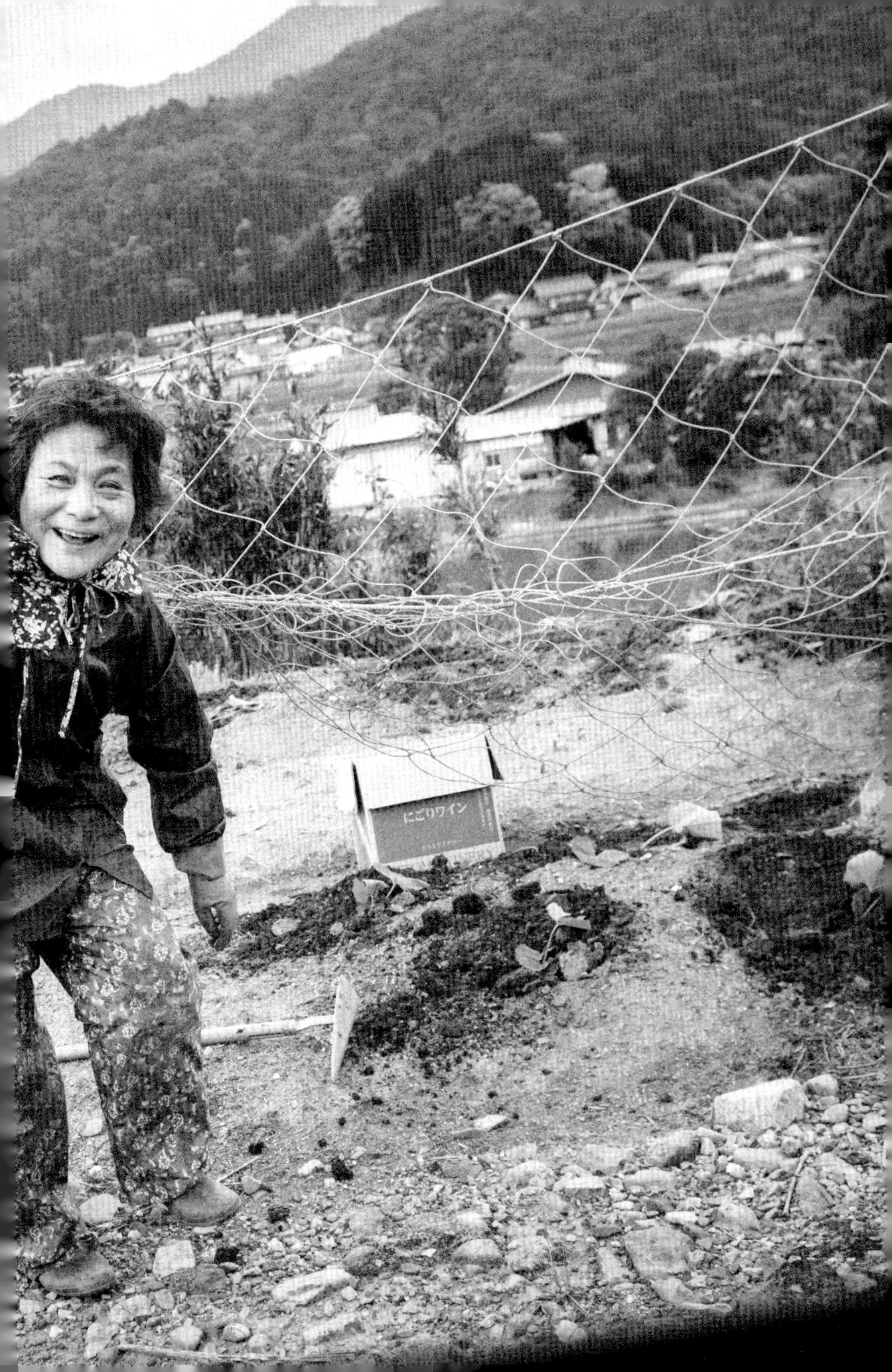
にごりワイン

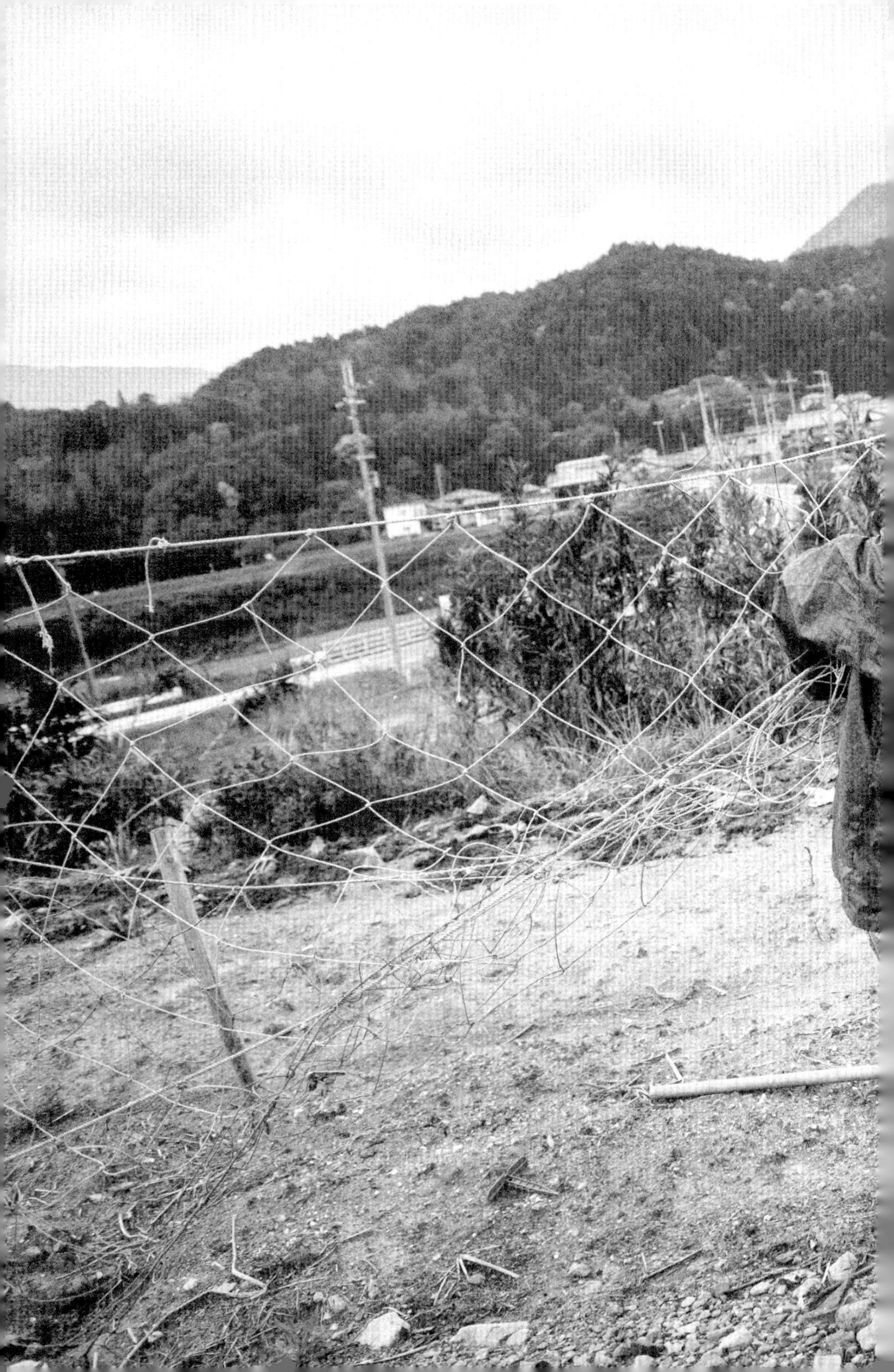

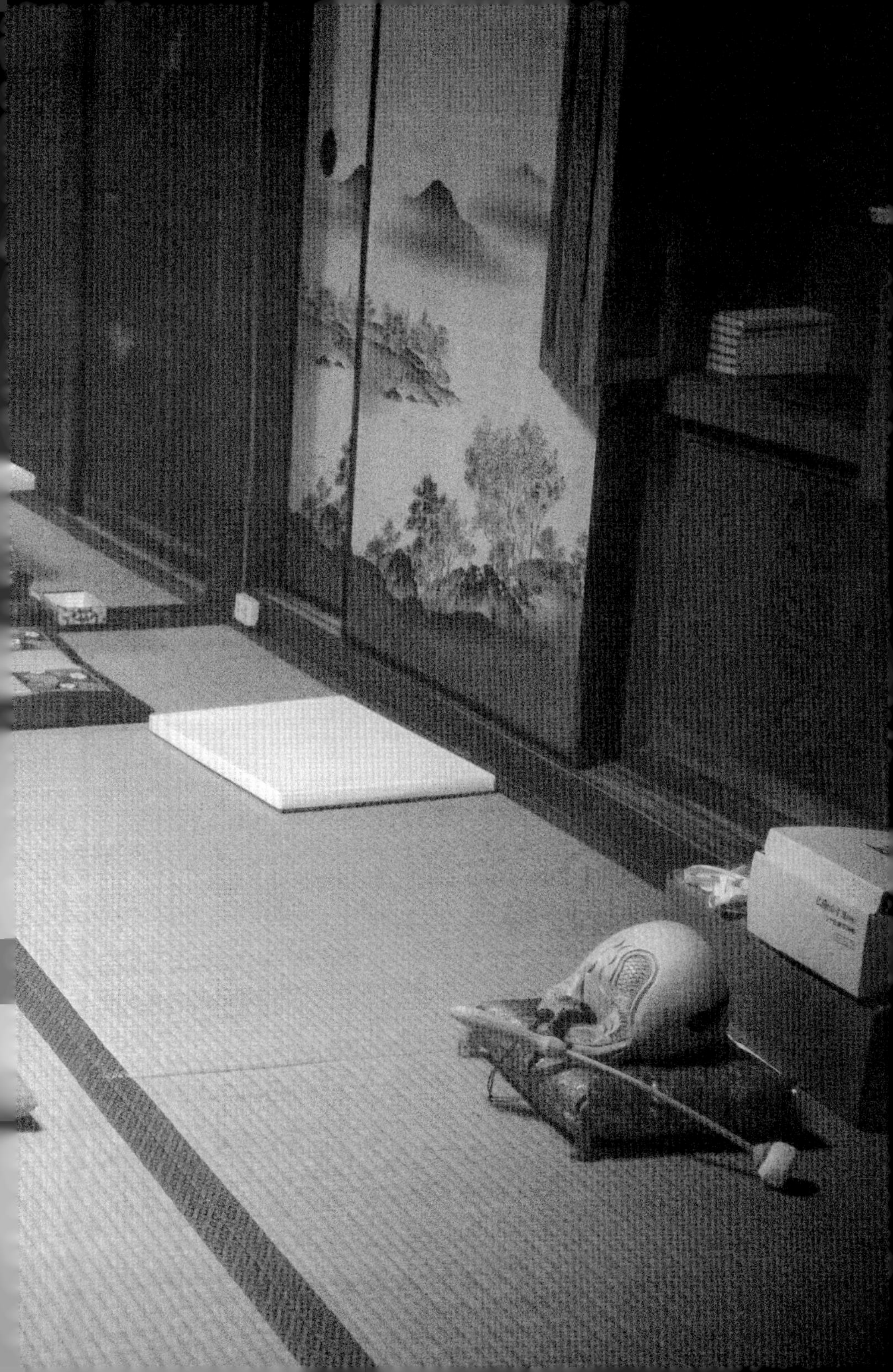

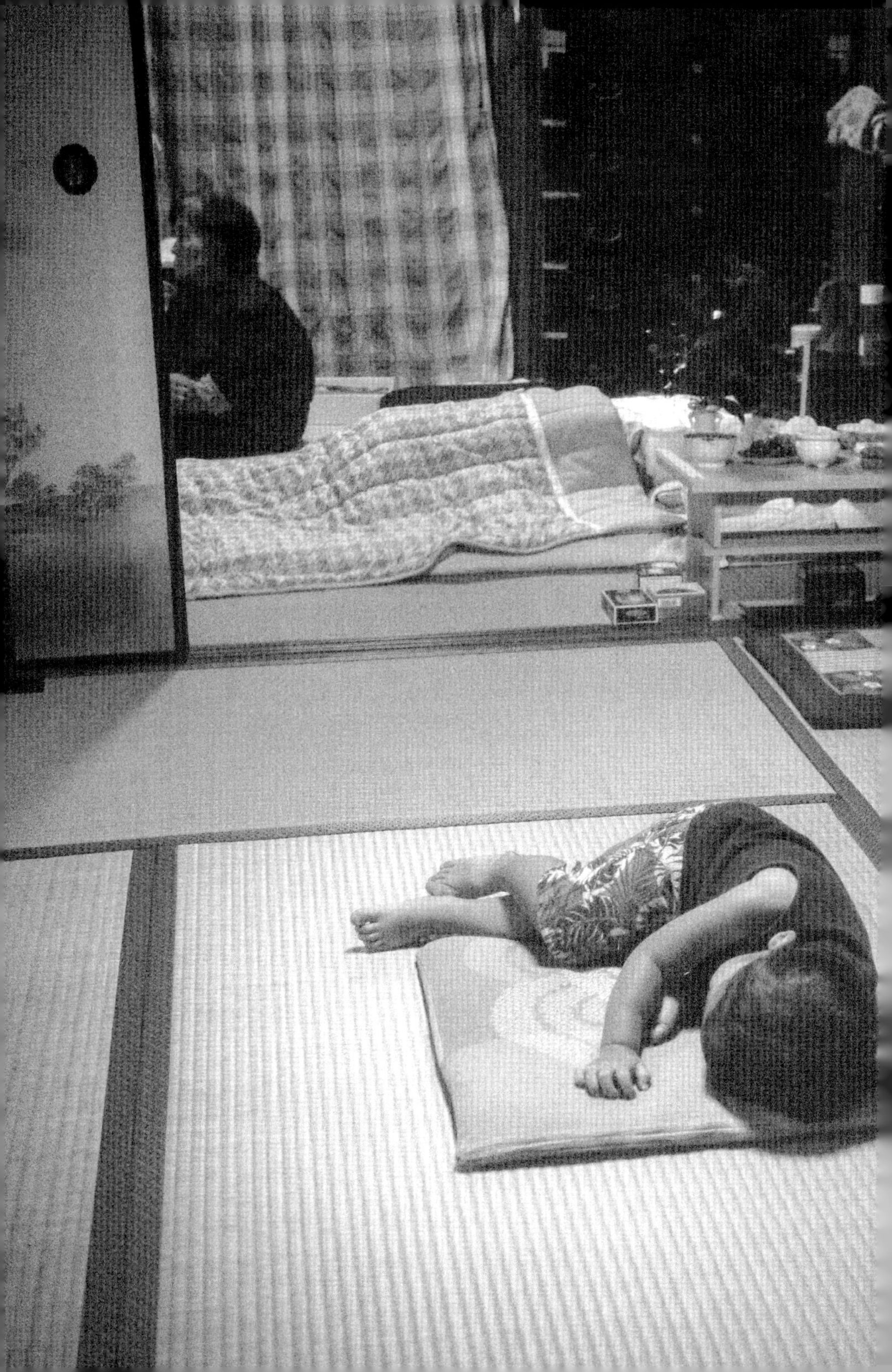

います」ということになった。じつは、今、サトさんが寝ているこの部屋は、サトさん自身のお母さんを看病しながら看取られた部屋。今はその同じ部屋にサトさんのベッドがあり、夜になるとベッドの隣に息子さんが布団を敷いて一緒に寝ているそうだ。

何も食べられなくなってからも、毎日、家族だけでなく、親戚やご近所さんが見舞いにこられてサトさんの部屋はにぎやかだった。家の人は農作業に忙しく、看病する人も交代だったので、往診に行くたびに顔ぶれが変わっていた。でも、皆さん私と顔なじみなので、往診に伺うたびに「先生、ご苦労さん」と声をかけてくれた。サトさんは何もしゃべることはできなかったが、いつもにっこりと笑ってくれた。

ご飯が食べられなくなって一週間ほどすると、水分も全く口にできなくなってきた。数日後、徐々に血圧も下がり、呼吸も浅くなってきた。呼びかけてもほとんど目を閉じて返事もしない。どうやらお別れの時間が近づいているようだ。私から「会わせたい人には連絡をとっておいてください」と息子さんに伝えると、翌日には親戚一同、孫やひ孫たちも全員揃った。すると、今度はサトさんが待っていたと言わんばかりに大きな目を開いた。「最期のお別れかもしれません、声をかけてあげてください」と私から促すと、かわるがわるに手を握りながら「おばあちゃん、ありがとね」「孫の智哉やで、わかるか～」と、かわるがわる声をかけた。てっちゃんは何も言わず手をつないだ。そして、部屋には入りきらないたくさんの人に見守られながら、サトさんは静かに息をひきとった。涙を流しながらも笑顔で「本当に大往生やね」と皆が口にしていたとおり、全員が納得した最期だった。

寝たきりになっても病院には入院せずに最期まで家で過ごされる、ご飯が食べられなくなっても点滴などはせず、そのまま自然に息をひきとられる。そんなサトさんの姿と、今までサトさんが生きてこられた様子を枕元で皆が口々に語っていたこと、四歳のてっちゃんはちゃんと覚えてくれているようだ。

前頁の写真：ひいおばあちゃんを見送った男の子。
肉体は消えてもそばに、いる。

▽永源寺は全国よりも一〇年進んだ地域

お寺の名前が地名になるくらいの田舎で、目ぼしい産業もなく、もっぱら林業や農業しか行なわれていない永源寺地域であるが、そこで生活する人たちは誇り高く、そして、その姿もどこか晴れ晴れしい。生まれ育ったこの地域で暮らし続けたいという気持ちは、たとえ年老いても病になっても変わらないのである。

この原稿を書いている二〇一四年、六五歳以上の高齢者が占める割合（高齢化率）は全国平均では二五％を超えた。一方、永源寺地域の高齢化率は三〇％であるが、奥永源寺などの山間部では六〇％を超える集落もある。高齢化率が高い地域ではあるが、一〇年後の二〇二五年には、都市部でも、今の永源寺地域と同じ程度の高齢化率になると言われている。言い換えると永源寺地域は全国よりも一〇年進んだ地域なのだ。これだけ高い高齢化率でありながら、地域の皆さんは病院や施設に入らなくても、自分の家で自分のやりたいことをやりながら、元気に生活されている方が多い。このように書くと、永源寺地域は病気にならない、歳をとらないといった不老長寿の理想郷ではないか、と勘違いする人もいるかもしれないが、そうではない。病気になる人もいるし、認知症や寝たきりに近い人、がんを抱えている人もいる。しかし、ここ永源寺地域には病気を抱えていても元気に暮らせる、認知症になっても安心して生活ができる、歳をとっても最期まで家で過ごせる、そんな誰もが願う希望がかなえられる地域の力があるように思う。

そんな永源寺地域のことを、私の往診に同行取材していただいた國森康弘さんの写真と一緒に紹介したいと思う。

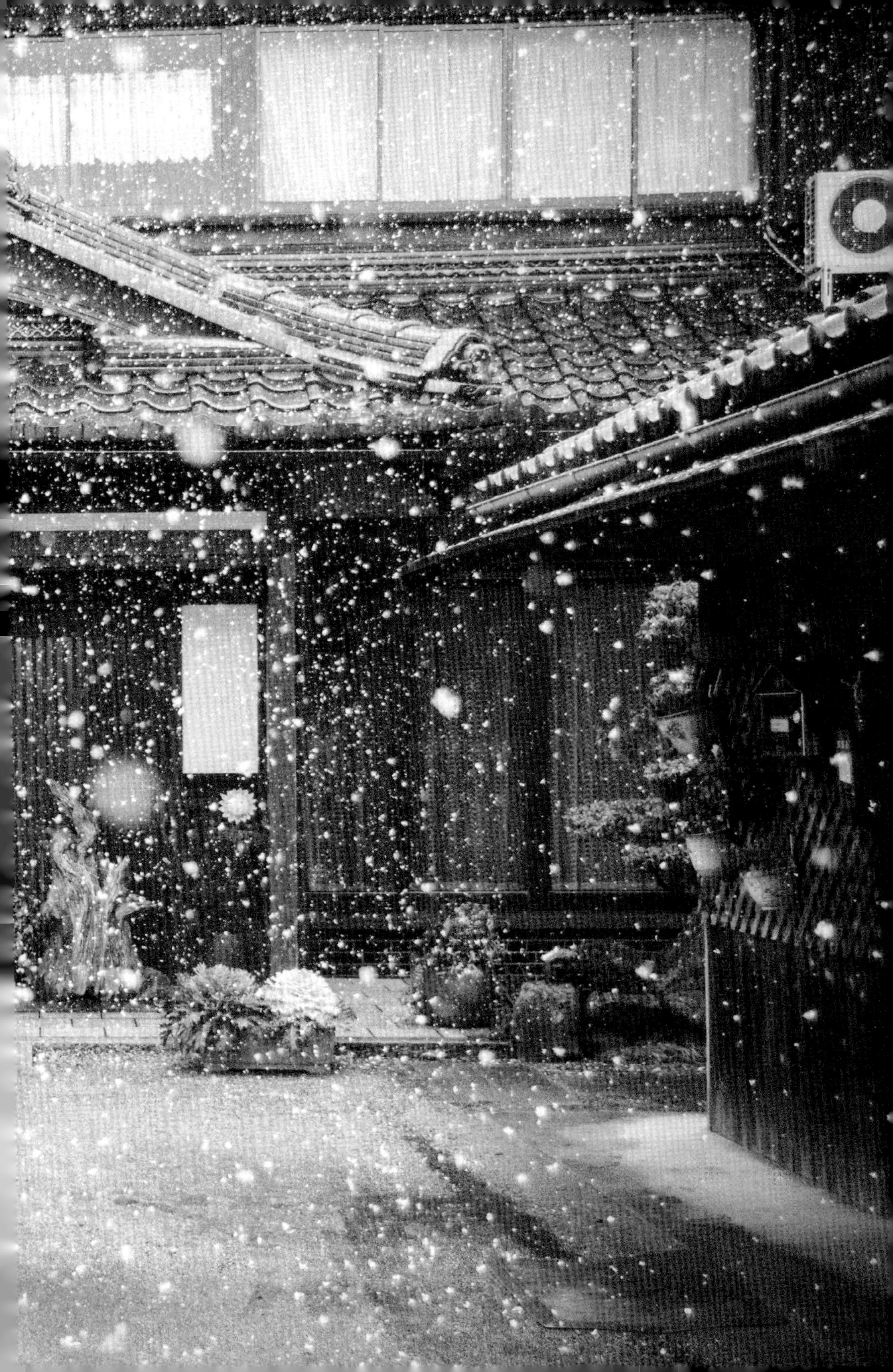

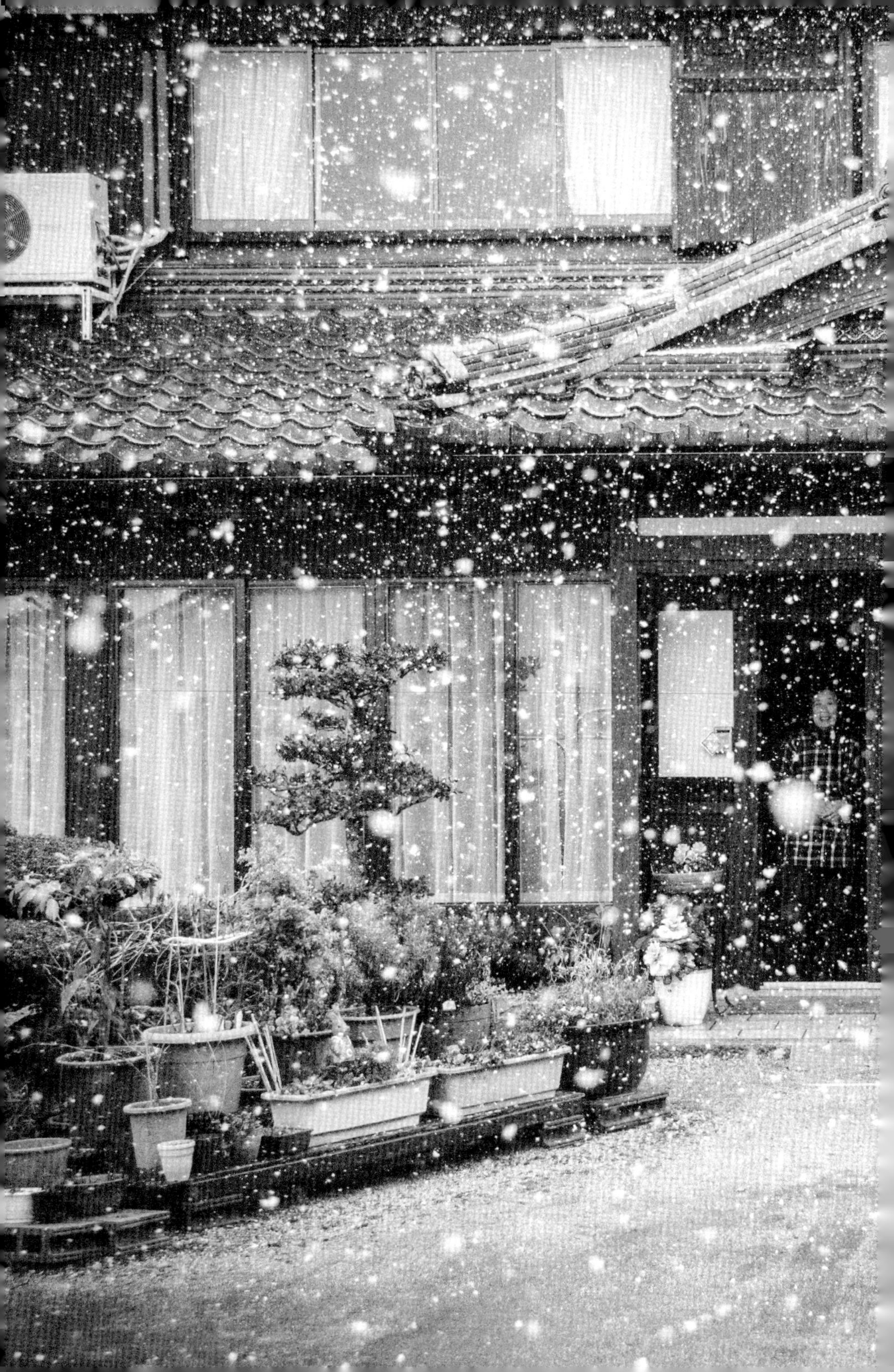

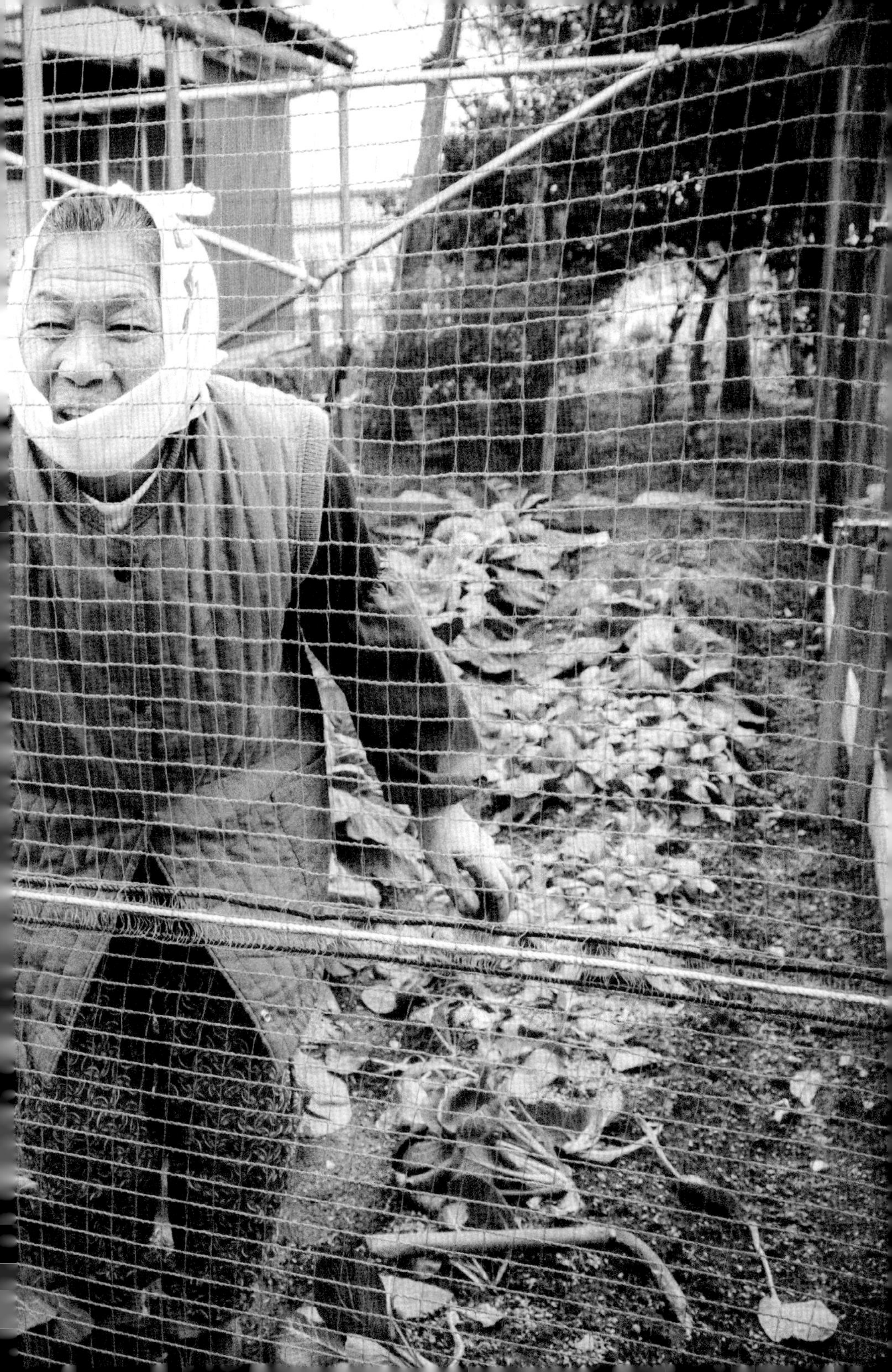

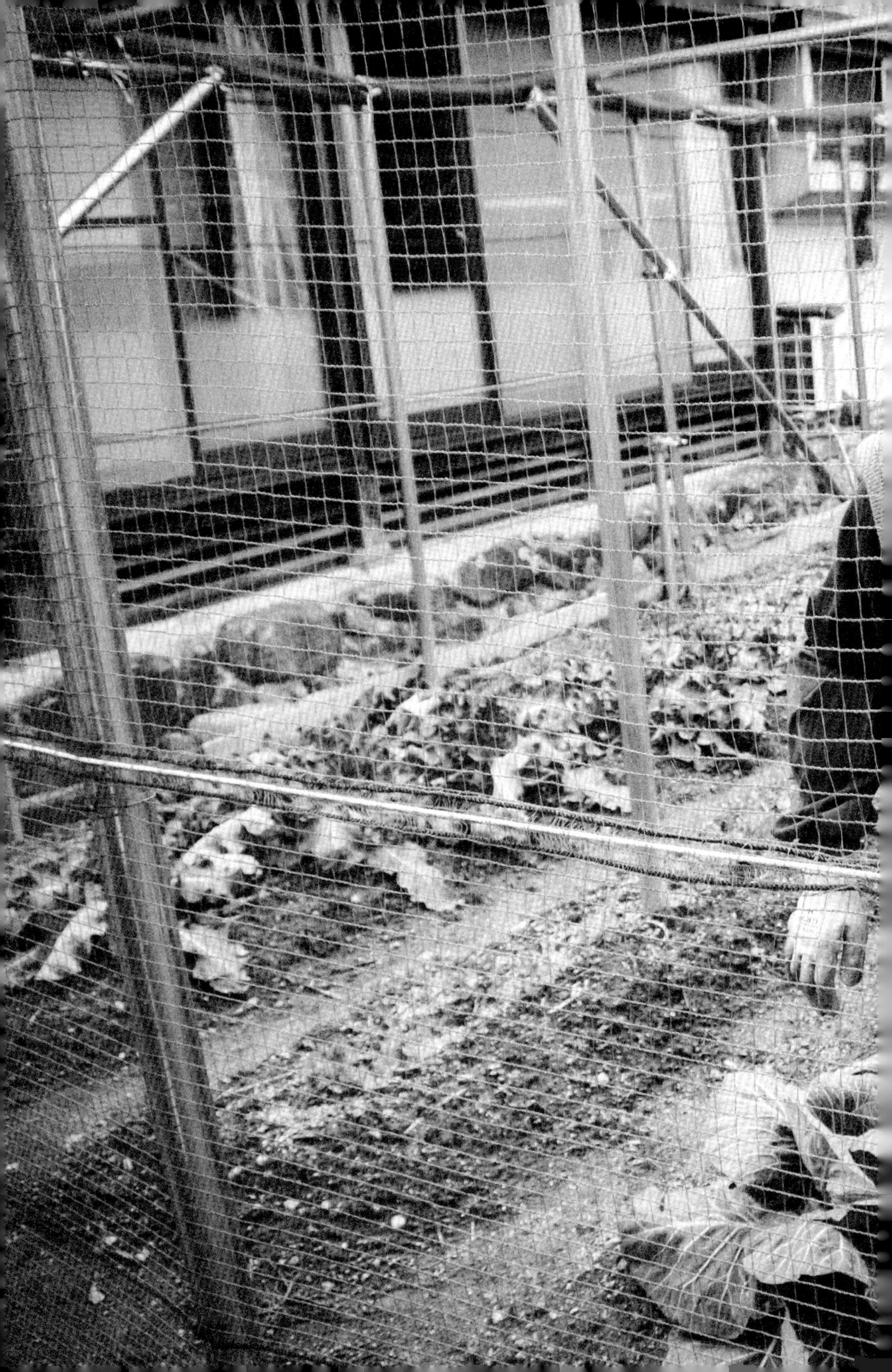

第二章

なぜ自分らしい死を迎えられるのか？

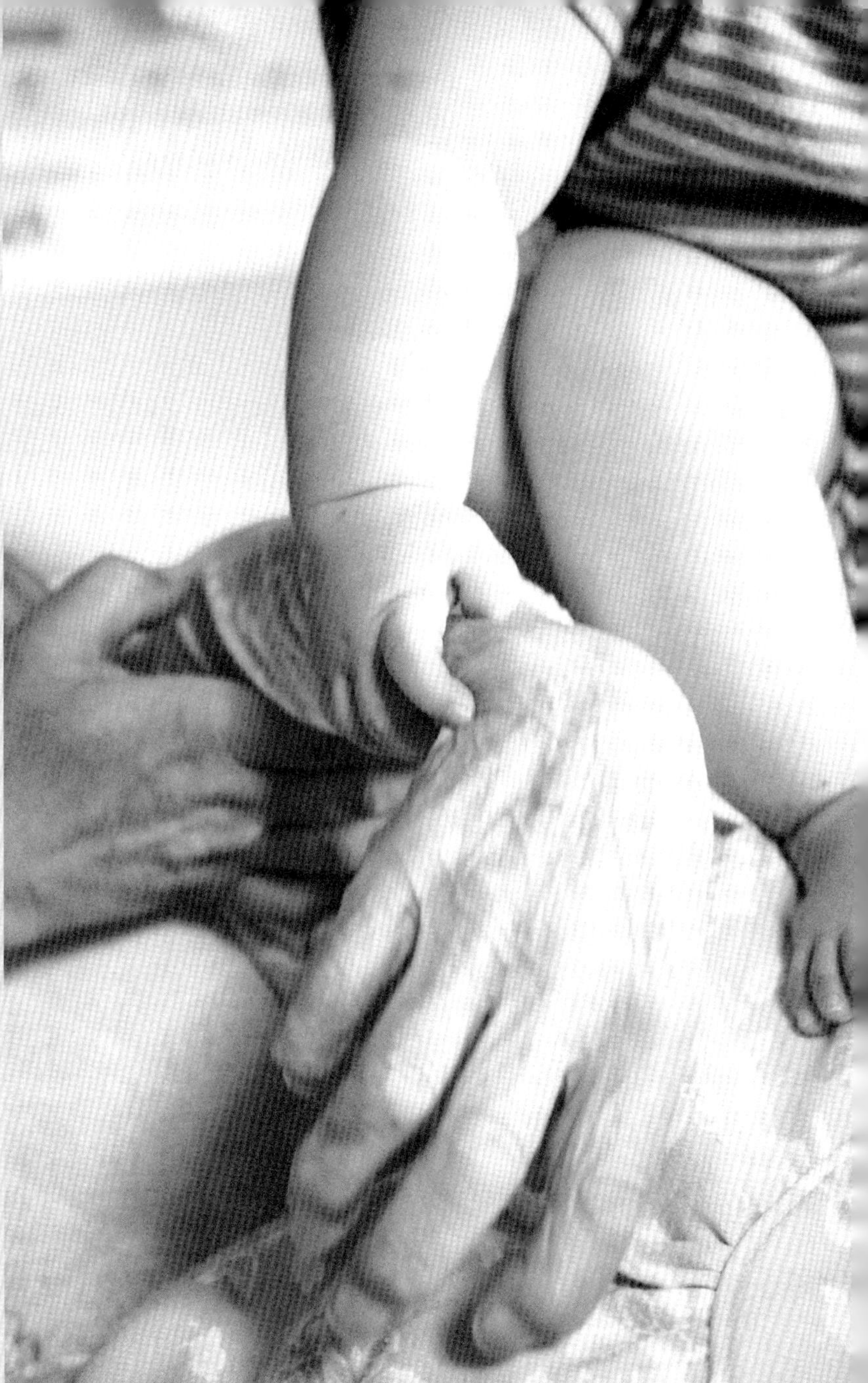

大病院ではできないことが地域ならできる

この場にふさわしくない人間

永源寺診療所――。私がこの診療所に赴任して一六年目になる。高齢化率が三〇％を超える山間農村地域であるが、こんな田舎でも困っている人は必ずいるはずという思いから、当初は、この地域で最先端の医療を行なうことが理想の医療であると思っていた。

しかし、現実は違った。

この診療所に来て、初めて在宅で看取りをしたときのことを今でも思い出す。隆之さんは六〇歳代の男性、脊髄小脳変性症という難病を患い、私が赴任する一〇年以上前から在宅で奥さんと家族の介護を受けておられた。私が永源寺に赴任した平成十二年から始まった介護保険を利用し、私が在宅主治医となった。主治医になる前から徐々に病状は悪化していたが、主治医になった一カ月後、とうとうご飯が食べられなくなってしまった。病院の医療を家に持ち込むことが本当の在宅医療と思っていた私は、毎日点滴をし、血液検査の結果を見ては薬を追加していた。

そしてあるとき、私が点滴をしようとしていると、奥さんがぼそっとつぶやいた。「先生、もうあかんな……」。振り返ると、奥さんをはじめとした家族、親戚、近所の人たちが隆之さんを取り囲んでいた。このとき初めて自分がこの場にふさわしくない人間だと感じた。周りの人たちは、隆之さんの最期を受け入れていたにもかかわらず、私だけが「死」を受け入れていなかったのだ。

その二日後に隆之さんは家で息をひきとった。医師として何ともいえない無力感だけが残った。今から考えると自分が診療所でなにをすればいいのか、わかっていなかったと思う。

肩で風を切るような医者だった

話は変わるが、小学生の頃に経験した場面が、今も目に焼きついている。私の実家は和菓子屋で、年末になると正月用のもちの注文で店はとても忙しくなる。小学生の頃から私は店の手伝いをしていたが、ある年から配達担当となった。どの家も正月を迎える準備で忙しくされていて、もちが届くととても喜んでくれた。

しかしあるとき、独り暮らしのおばあさんの家に伺ったときは様子が違った。耳の遠いおばあさんが布団で寝ていて、もちを置いて代金をもらってきただけだった。「あのおばあさん、どうやって生活しているんだろう」「誰かが手助けしないと生きていけないんじゃないか」と、子ども心に感じたのを今でも覚えている。

そして時は流れて高校三年になったときに、進路を決めることになり、親と相談することになる。中学三年のときに父をがんで亡くしていたので、母は家業を継いでほしいと思っていたはずである。が、私は「やりたいことがある」と言って大学受験をし、医学部に進学した。あれから二五年が経つが、「やりたいこと」というのは、「困っている人に対して、見て見ぬふりをしない」ことだったように思う。

医学部で勉強しているときは、いろんな科に興味を持った。手術ができる「外科医」、スポーツドクターの「整形外科」、知識が豊富な「内科医」など。大学を卒業する前に私が最終的に選んだのは「小児科」

だった。立派な小児科医になろうと、病気に苦しむ子どもと向き合い、診断して治療することに情熱を傾けた。

医師になってからは、大学病院での研修は忙しかったものの、毎日がとても新鮮で楽しかった。難しい病気を診断し治療することが、立派な医師の仕事だと感じていた。そして三年目には大学病院を離れ、中規模の病院に小児科医として赴任した。そこの小児科には副院長のベテラン小児科医と私の二人しかおらず、「二四時間三六五日ここの小児科は俺に任せろ」といった気概を持って働いた。重症の患者さんが入院すれば病院に泊まり込み、家に帰らないこともしばしばであった。今から思うと、まさに肩で風を切るような医者だったと思う。このときは、たくさんの病気を診ることがとても楽しく、また、それを治療することに充実感を覚えた時期でもあった。

自分の最期をどう迎えたいか、真剣に語ってくれる

だが、この永源寺診療所に赴任してからは、時間の流れ方が変わった。子どもだけでなく、お年寄りを診る機会も増え、病院勤務時代には少なかった病気以外の話をすることが多くなった。話を聴いてもらえるだけで満足して帰っていくお年寄りたちの後ろ姿を見ながら、当初は戸惑っていた。「この人たちは何のために診療所に来ているのか？　治療するために来ているのではないのか」と。

最近になり、患者さんと死期が迫ったときはどうしたいか話すことができるようになった。診療所に来るおばあちゃんに、「○○さん、ご飯が食べられへんようになったら、どうする？」と尋ねる。おばあちゃんは笑いながら「やっぱ最期まで、先生に診てもらいたいわ」と返してくる。「お迎えが来るときは教えてあげるから、それまでは畑をがんばりや」と私がさらに返すと、付き添いの家族と爆笑である。

次頁の写真：誰もが安心して最期まで自分の居場所で暮らせるように、寄り添う。医療ケアを通じた「まちづくり」——。これが、一住民としての恩返し。

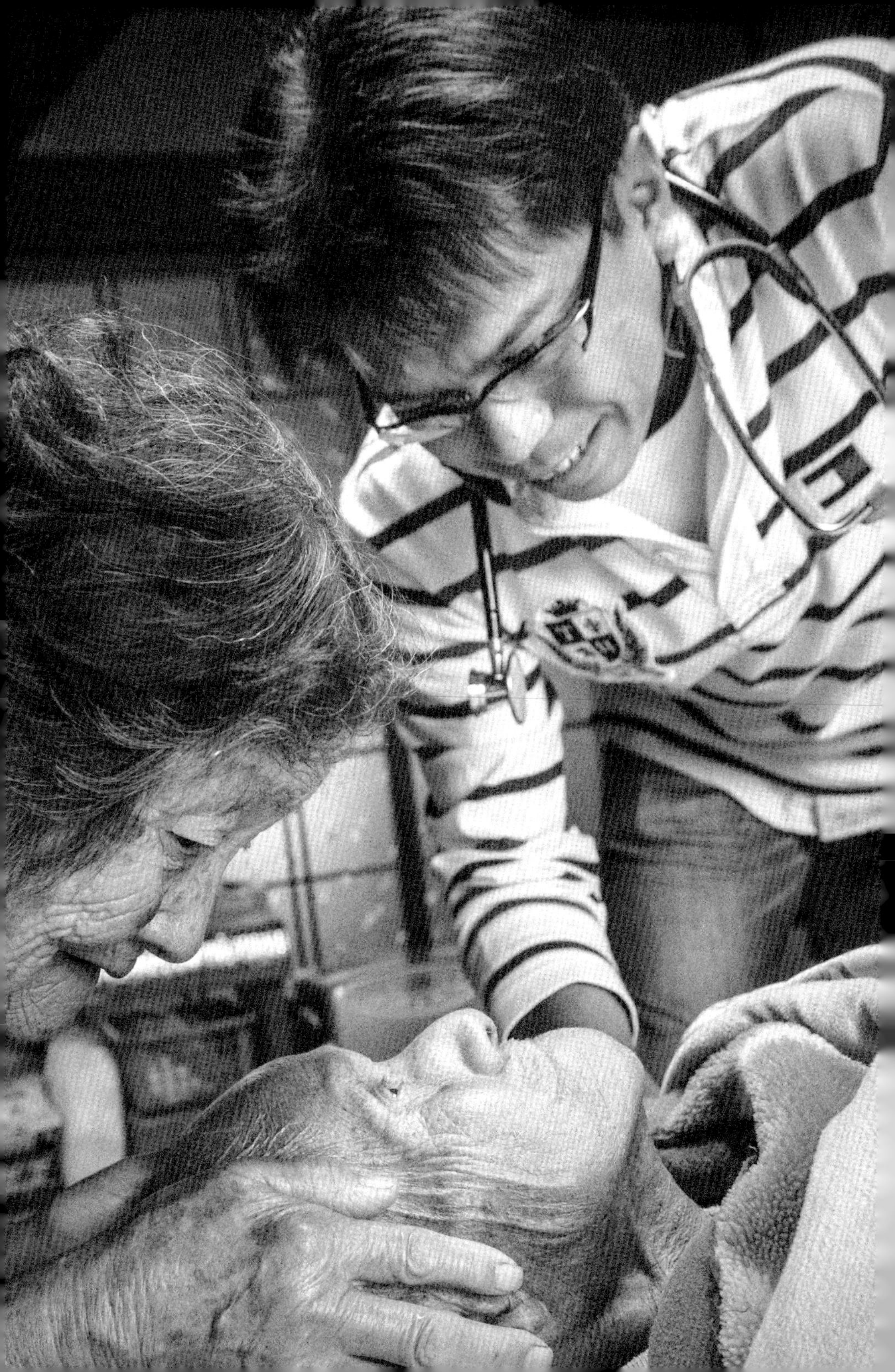

いま流行りのエンディングノート（人生の最期を迎えるにあたって自分の思いや希望を家族などに伝えるメモ）を書けなくても、家族の前でこちらから尋ねると、皆、自分の最期をどう迎えたいか真剣に、そして思慮深く語ってくれる。すべての人の希望が叶うわけではないが、いざというときに家族が迷うことがないように、必要な準備であると考えている。

地域の人たちに支えられている

診療所に赴任してしばらく経った頃、医師官舎の裏庭に、朝、畑で採れたばかりの野菜が置いてあった。患者さんからの届け物らしいが、誰が置いたのかわからない。見返りを求めない贈り物に、感謝の気持ちが伝わってきた。地域の人に、自分の存在を認めてもらえた、といううれしさがこみあげてきた。

永源寺に来ていろんなことを地域の皆さんに教えてもらった。地域のつながりや互いを思いやる気持ち、そして何より自分自身が地域の人たちに支えられていると感じる。

自分がこの地域でできることは何かと考えたとき、それは地域で医療を行なうことだけではない、医療を通じた「まちづくり」ではないかと思う。せっかくその地域に住むなら、自分にできることをその地域に還元したい、地域の人たちの笑顔をもっと見てみたいと思う。結果として、障がいを持った人も認知症の高齢者も子どもも、皆が互いに思いやり、支えあい安心して生活できる地域になればと思う。大病院ではできないことでも、地域ならできることがあると信じている。

医師を志して三〇年近く経とうとしているが、「やりたいこと」は、間違っていなかったと思っている。

私が白衣を脱いだわけ

医者たるもの、見た目が大事

職業を見分けられる制服っていくつあるだろう？　警察官、消防隊員、野球選手……、そして医師も然り。皆、それぞれの制服（ユニフォーム）があるのだが、仕事中しか着ないことが多い。

私が病棟実習を始めた医学生の頃、大学教授から服装について「医師たるもの、見た目が大切である」と教えてもらった。その教えを忠実に守り、学生時代はもちろん、医師になって病院に勤務しているときも、立派な医師らしく見えるよう身だしなみに気をつけた。そして、この永源寺診療所に勤務し始めた頃も、同じスタイルだった。

しかし、永源寺診療所に勤務し、病院のときと大きく環境が変わった。周りで働くスタッフはもちろん、来院する患者さんも病院とは違い、高度な検査や治療を希望する人は少なかった。そしてなにより、医師が私一人しかいない環境となった。一人の医師でもこの地域のためにできることは何かあるはずである。そう思って医療に専念した。

そんなある日、普段は畑が趣味というキヨおばあちゃんが、膝の痛みを訴えて診察室に入ってきた。診察をすると膝に水がたまり、炎症を起こしている。膝の水を抜く注射をして痛み止めの飲み薬を処方した。診察を終えた後、看護師さんから「キヨさん、先生から畑に行くのを控えなさいって言われたことが辛いらしいですよ」とこっそり教えてもらった。私の前では素直に納得するように頷いていたキヨさんだが、本音は違ったようである。このときは、キヨさんがなぜ自分に話してくれないのかわからなかった。しかし、私に言えないキヨさんの言葉も看護師さんはちゃんと聴いてくれていた。今から思うと自分の未熟さに全く気づいていなかった。

白衣を着たときだけ医師と見られていた

永源寺診療所で仕事をするうちに、患者さんと病気以外の話をすることが多くなった。若い頃の自慢話、家族のこと、趣味にしている山登りの話など。そして楽しい話以外に辛いことも話してくれた。つれあいの介護のこと、自らの老後の不安など、自分には解決できない多くの悩みを打ち明けてくれた。そんな人たちに対して私は何もすることができなかったが、話を聴くだけで頭を下げ満足そうに帰っていく人たちの姿があった。そのような診察を終えた後、看護師さんからは、「○○さん、先生に話を聴いてもらえたって喜んでいましたよ」と褒められた。少しうれしい反面、話を聴くだけが医師の仕事ではないと、このときは思っていた。

日が経つにつれ、目の前の患者さんだけではなく地域の人たちのために、自分はなにができるのかと考えるようになった。地域の人たちが「永源寺に住んでよかった」と思えるような仕事をしてみたいと思うようになり、仕事以外でも地域の方々とふれあう機会をできるだけ多く持つように心がけた。集会所に出かけて行き診療所主催の健康教室を開き、祭りなど地域の行事にも参加した。診療所に来ないたくさんの地域の方々とも知り合いになった。そんなとき、「白衣を着なくても、私が医師であることぐらい皆知っているだろう」と、ふと思った。

次頁の写真：「立派な野菜ですね」。ドクター花戸の呼びかけに、満面の笑み。「また、食べてやってくださいな」。

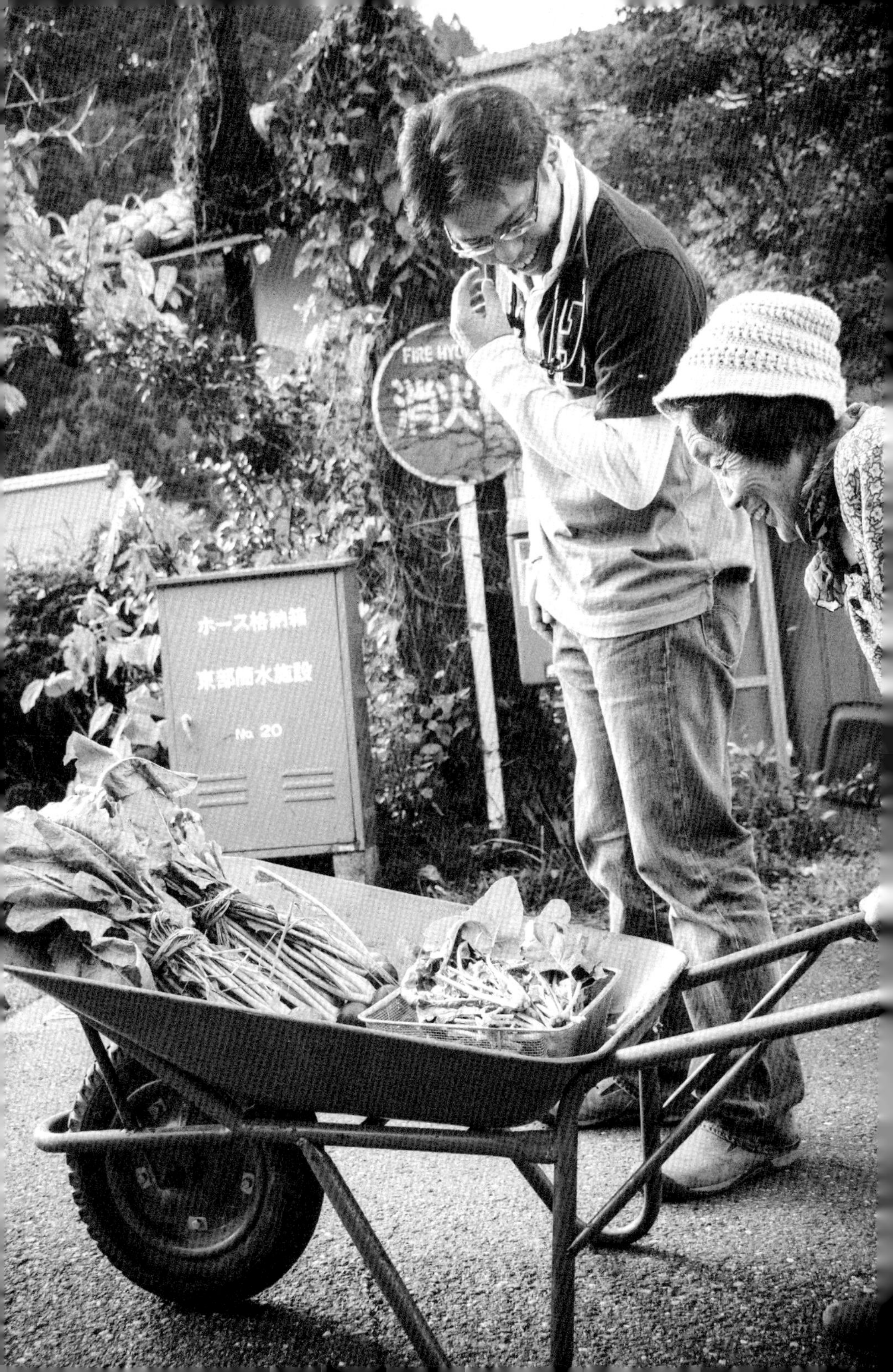
ホース格納箱
東部簡水施設
No. 20

ある日、医師の制服である白衣を脱いでみることにした。最初は白衣を見たら泣く子どもがいたので、その子の診察のときだけ脱いでみた。お母さんはびっくりした様子だったが、子どもは泣かなかった。これはしめたと思い、予防注射のときにも白衣を脱いでみた。だが、皆泣いた。やはり注射は痛かったようだ。その後、往診に出かけるときも白衣を脱いでみた。訪れた家の患者さんや家族はとくに驚く様子もなく、家族の方の対応も変わらなかった。普段どおり接していただいたことが正直うれしかった。しかし、往診を終え車まで往診鞄を持って歩いているとき、いつも外来に来ている一人の患者さんから声をかけられた。「あら花戸先生、ご苦労さん。白衣着ていないと誰かわからんかったわ」と。やはり地域の人には、白衣を着たときだけ医師として見られていたのだ。このとき、私はまだこの地域の一員にはなれていないと悟った。

白衣を脱いだら地域がより深く見えてきた

地域にはいろんな職業の人がいる。酒屋さん、八百屋さん、農協のお兄ちゃん、私にとっては誰もが同じ地域に住む人たちであり、仕事だけの付き合いでなく、互いに生活の場面を共有する人たちである。つまり、それぞれの仕事、それぞれのユニフォームはあるが、仕事場以外でも皆、共に生活する地域の一員なのだ。

しかし地域のために働こうとしていた私は、まだ地域の一員ではなかった。医業は医師しかできないが、自分は医療以外のことはできないのか？　この地域の一住民として、地域に対して何かできることはないだろうか？　だとしたら、白衣はなんのために着ているんだろう？

医師としての自分と、永源寺に住む一員として活動したいと願う自分がいた。頭の中でいろんな想いが駆け巡ったが、次の日から白衣を着なくなった。今までの格好つけなければならない役割から解放されたようで、身も心も楽になった。

最近、診察室で患者さんと話すときは「病気のこと半分・病気以外のこと半分」くらいになっている。自分がみているのは病気はもちろんだが、その人の生活をみてこそ初めてわかることが多い。それは患者さんたちに教えてもらったことである。例えば「畑に行っています」と言われても、どこに畑があるのか、大きさはどの程度で何をつくっているのか、誰と一緒に作業をしているのか、聴いてみないとわからないことだらけである。その患者さんの生活を知り、それを応援することで、心身ともに元気になっていく患者さんの姿を見ることができたとき、とてもうれしく感じた。

私は白衣を脱いでから、病院に来ない地域の人、医療だけでは解決できない問題を抱えた人のことを、より深く考えられるようになった気がする。見た目は立派な医師には見えないかもしれないが、花戸の専門は何かと聞かれたとき、内科でも小児科でも在宅医療でもなく、「私の専門は永源寺です」と自信を持って答えられる、そんな医師になりたいと思っている。

死を通して子どもたちへ伝える

「老い」や「死」を日常生活から遠ざけすぎてはいないか

医学は日進月歩で発展し、多くの病を治せる時代になった。ついつい不老長寿も夢でない時代がくるかと勘違いしてしまうが、「老い」を治す方法は未だに見つかっていない。

人の一生を考えてみると、ほとんどの方の人生には「生・老・病・死」がある。言い換えると、「老い」や「死」も含めて人生のはずだが、我われは生活のなかから「老い」や「死」を遠ざけすぎてはいないだろうか。例えば、おじいちゃんがご飯を食べられなくなると、家を離れて入院し、退院した後は施設に入る、寿命が訪れて息をひきとられた後は葬儀場へ直行……なんてことはごく普通にある光景だ。しかし、このように老いて息をひきとることが、日常生活から離れたところで行なわれる場合、残された人、とくに幼い子どもたちは、おじいちゃんやおばあちゃんが生きていた頃の思い出を心の中に刻むことができるだろうか。なにより、それは本人が望んだ人生の最期だったと言えるだろうか。

肺気腫で苦しくても入院せずに家にいたい

清《きよし》さん（八二歳）は、一〇年以上前から肺気腫《はいきしゅ》という病気のため外来に通っていた。肺気腫は進行すると、肺から取り込まれる血液中の酸素が低下し、身体中が酸欠の状態になるとても苦しい病気である。清さんの肺気腫も徐々に進行し、三年ほど前からは歩くのも辛くなり、私が月に二回定期的に清さんの自宅へ訪問診療するようになった。そんな清さんも、家で過ごしながら週に二回のデイサービスに通うことをとても楽しみにしていた。いや、どちらかというとデイサービスに通いながら「家にいられること」をとても喜んでおられる様子だった。

しかし、寒い冬になるとデイサービスを休みがちになってくる。あるとき、清さんの奥さんから「熱が出ました」と連絡があった。午前の診療を終えてから往診に行くと、どうやら肺炎になりかけている。肺気腫の清さんが肺炎になると、命を落とす危険性もある。息苦しさはさらにひどくなり、ほとんど会話ができないぐらいになっていた。そんな状態でも、私が「病院に入院しますか？」と尋ねると、目を閉じて首を横に振った。頑固な清さんである。その後、毎日往診し、点滴を一週間ほど続けたら、肺炎は落ち着いてきた。二週間後、再びデイサービスにも通えるぐらい元気になった。

孫娘と一緒にいるときが一番落ち着く

ある日、往診に伺うと、奥さんが「あの人は一緒に住んでいる小学一年生の孫（みずきちゃん）といるときが一番落ち着く」と、笑いながら話してくれた。みずきちゃんは学校から帰ってくると、清さんのベッドのそばで宿題をしたり、清さんを相手に遊んだりしている。清さんの具合が悪く寝たきりであっても、一緒に暮らすことが当然のように、家族の一員として一緒に過ごしている。

またあるときは、冬休みで家にいるみずきちゃんが清さんと一緒に歌を歌おうと、おもちゃのピアノが置いてあった。大きな息をするのも苦しい清さんだが、孫娘のお願いは断われないようで、肩を上下させながらできる限りの声を出しておられた。汗だくになっても、とても満足そうな笑顔。もちろん私が間に入って

次頁の写真：みずきちゃんが背中をさすると、表情が和らいだ。
亡くなる間際の顔には、やさしい笑みが浮かんでいた。

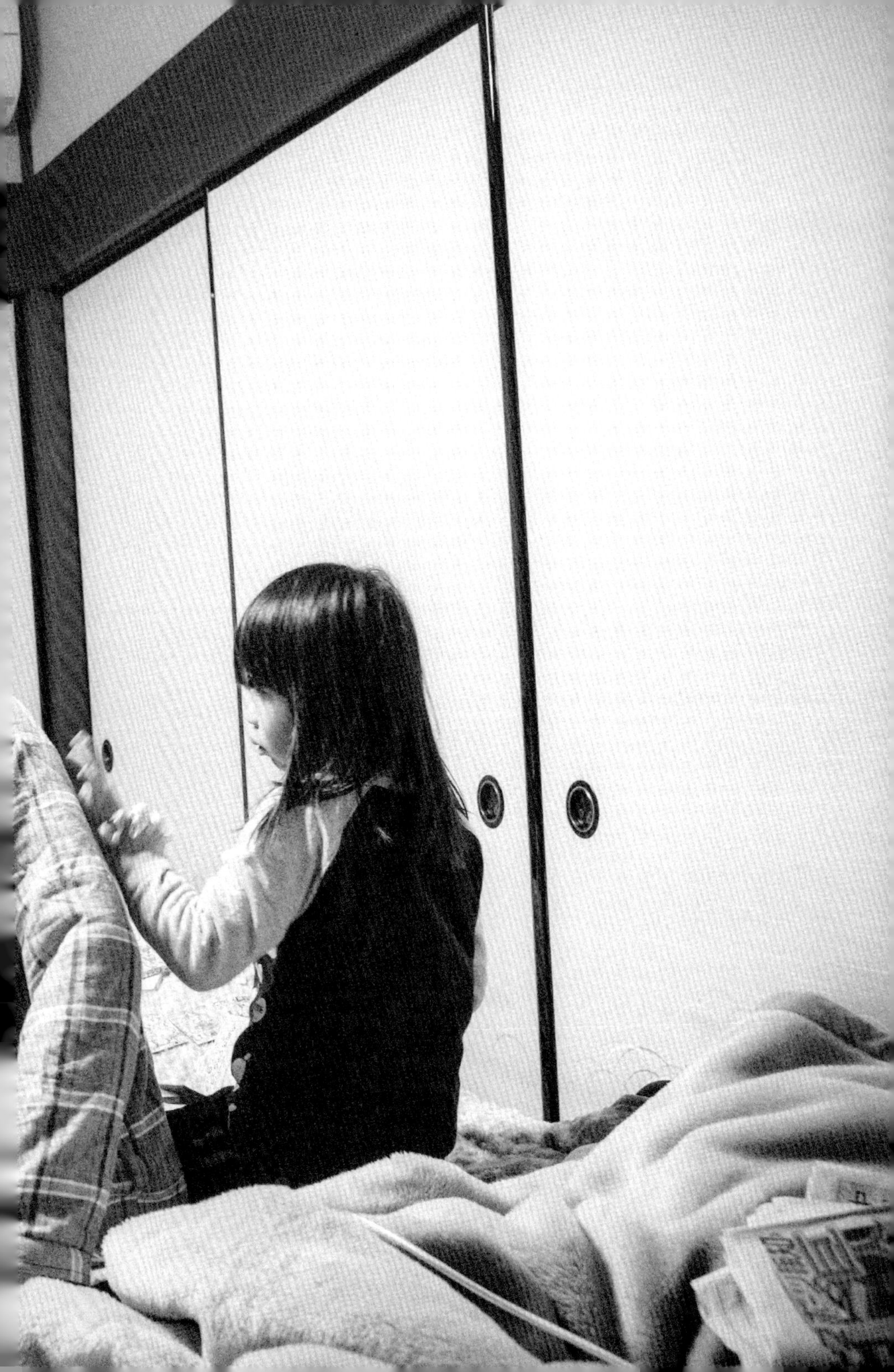

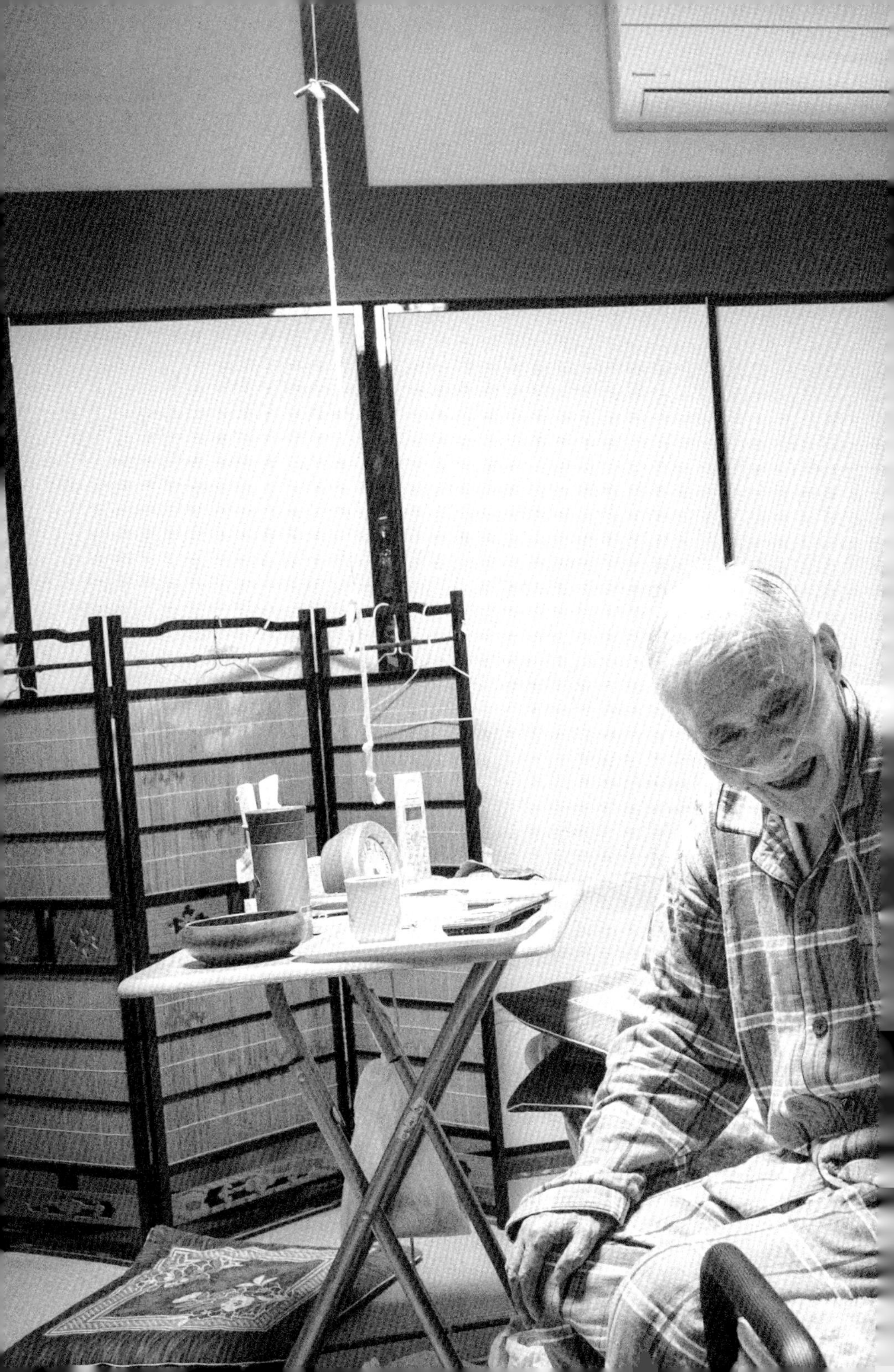

ドクターストップをかけることはない。

そんな清さんだが、徐々に肺気腫が進行し、往診しても横になっていることが多くなった。みずきちゃんが一緒に遊ぼうと言っても、頷くだけで言葉にならない声しか出なくなっている。その頃から清さんの部屋のドアには、ひらがなで「ほけんしつ」と書いた紙が貼られるようになった。みずきちゃんは、子ども心におじいちゃんの具合が悪いと察していたようだ。そして半年後、だんだんとご飯が食べられなくなった清さんに、私はもう一度「病院に行きますか？」と尋ねてみた。清さんの口から言葉は出なかったが、目を閉じて首を横に振られた。「じゃあ、私が往診しますから、このまま家にいましょうね」と言うと、にっこりと笑みがこぼれ、みずきちゃんを含めた家族全員がそれを見届けた。

その一週間後、清さんは希望どおり家族や親戚の人、近所の人など多くの人に見守られながら静かに家で息をひきとった。みずきちゃんは、ベッドのそばで大粒の涙を流しながら、おじいちゃんの手を握りしめていた。周りの大人も涙を流していたが、皆、笑顔で見送っていた。なにより清さんの顔が一番の笑顔だったように思う。

高齢者が最期まで家族とともに過ごすことの意味

在宅医療というのは、「老い」や「死」に対して目を背けることができない場面が多々ある。しかし、それは決して辛いこと、悲しいことばかりではない。裏を返せば高齢者が「生きる」ということを若い世代に伝えていく機会でもあると私は思っている。高齢者が家族とともに過ごした思い出だけではなく、命の大切さや親子の思いやりを伝える場となり、それが次の世代への教育となっていくと信じている。

後日、みずきちゃんは「おじいちゃんは死んで遠くに行っちゃいました。二度と帰ってくることはないけど、私の心の中にはずっといるよ」と言ってくれた。みずきちゃんが大人になったとき、次は自分の親を介護しなければならないときがやってくる。そんなとき、清さんの最期まで家で過ごしていた姿を思い出すことができれば、みずきちゃんの両親も安心して老後を迎えることができるのではないだろうか。そのような地域であれば、老いて独り暮らしになっても、認知症になっても、障がいを抱えていても安心して生活できる、あたたかい地域になると思う。三〇年後、六〇年後、永源寺がそんな地域になればと思い、今日も在宅医療に向かっている。

認知症になっても安心して暮らせる地域に

五人に一人がなる認知症

「ボケたら困るなあ」。高血圧のために外来に通われていた七六歳のタエさんもこう言われていた一人だ。若い頃に夫に先立たれてから独り暮らしとなったが、今まで仕事、家庭、地域の活動などを自分なりに頑張ってこられた自負があった。しかし数年前より、薬の飲み忘れや外来の予約日を間違えたりすることが多くなった。それ以外にも暗証番号がわからず銀行でお金をおろすことができなかったり、新聞など毎月の支払いを忘れることもあるとこぼされるが、唯一、「犬の散歩だけは忘れません」と笑っておられた。タエさんの症状は、初期の認知症と思われたが、いつも笑顔でさほど困った様子もない。認知症でも一人で明るく生活できているのには理由がある――。

外来に来られる患者さんと話をしていると、もし自分が「認知症」になってしまうと今までできていた仕事ができなくなるだけでなく、地域や家庭での役割が果たせなくなる、社会的な地位も含めて今の生活自体が成り立たなくなるということを心配される。たしかにがんや脳卒中などの病気になるのも困るが、認知症というと、ことさら気にされる方が多い。しかし、歳をとると多くの人が認知症と診断されるのも事実だ。厚生労働省の推計によると、二〇二五年には、六五歳以上の二〇%、つまり五人に一人が認知症と診断されるのだから、歳をとったら誰が認知症と診断されてもおかしくないのだ。しかし、認知症は診断することができても、治す薬がないのも現実である。

できないことだらけでも、地域の皆が見守っている

タエさんに、認知症の正確な診断をしてもらうための専門病院を紹介した。一人ではちゃんと受診できるか心もとないので、地域の民生委員さんにお願いして一緒について行ってもらった。結果、病院での診断は「アルツハイマー型認知症」。専門医の先生から認知症の進行を予防する薬と診療所宛ての紹介状を渡されて帰ってこられた。その後もタエさんは診療所の外来に通われていたのだが、家ではいろいろと問題が起きていた。洗濯物を洗っても干すことができず着る物がなくなっていたり、料理がうまくつくれず鍋を焦がしてしまったり、回覧板が回ってきてもそこで止まっていたりした。しかし、犬の散歩だけは忘れなかった。

そんなこともあり、しばらくしてからは私が月に一度往診をすることになった。往診は私の役割なのだが、それ以外にもいろんな人のサポートを受けていた。ヘルパーさんが料理をつくり、薬屋さんは薬の配達をしてくれた。市役所や社協（社会福祉協議会）さん、そしてご近所の方など、いろんな方が関わるようになった。タエさんは独り暮らしであっても、認知症があっても、ニコニコと安心して生活されている様子だった。

何回目かの往診のときだった。家に伺ってみると誰もいない。家中探しても姿が見えない。呼んでも返事がない。タエさんの飼い犬だけが留守番をしていた。よく散歩に出かけるタエさんだが、犬を置いて出かけることはほとんどない。どうしたのかと途方に暮れていると、近所の方が「ゴミを出しに行ったよ」と教えてくれた。ホッとしてゴミ捨て場のほうへ行ってみると、ゴミを載せた一輪車を道端に置いて休んでいるタエさんを見つけた。どうやらタエさんは、今日の往診のことをすっかり忘れていた様子だ。

そんなタエさんの認知症は徐々に進行し、往診日をカレンダーに書いておいても、当日の朝にヘルパーさ

次頁の写真：深まる認知症を抱えながらも笑顔の独り暮らしが可能なのは、多岐にわたる専門職の連携とご近所さんの協力のたまもの。そして、犬テツの存在がとても大きい。

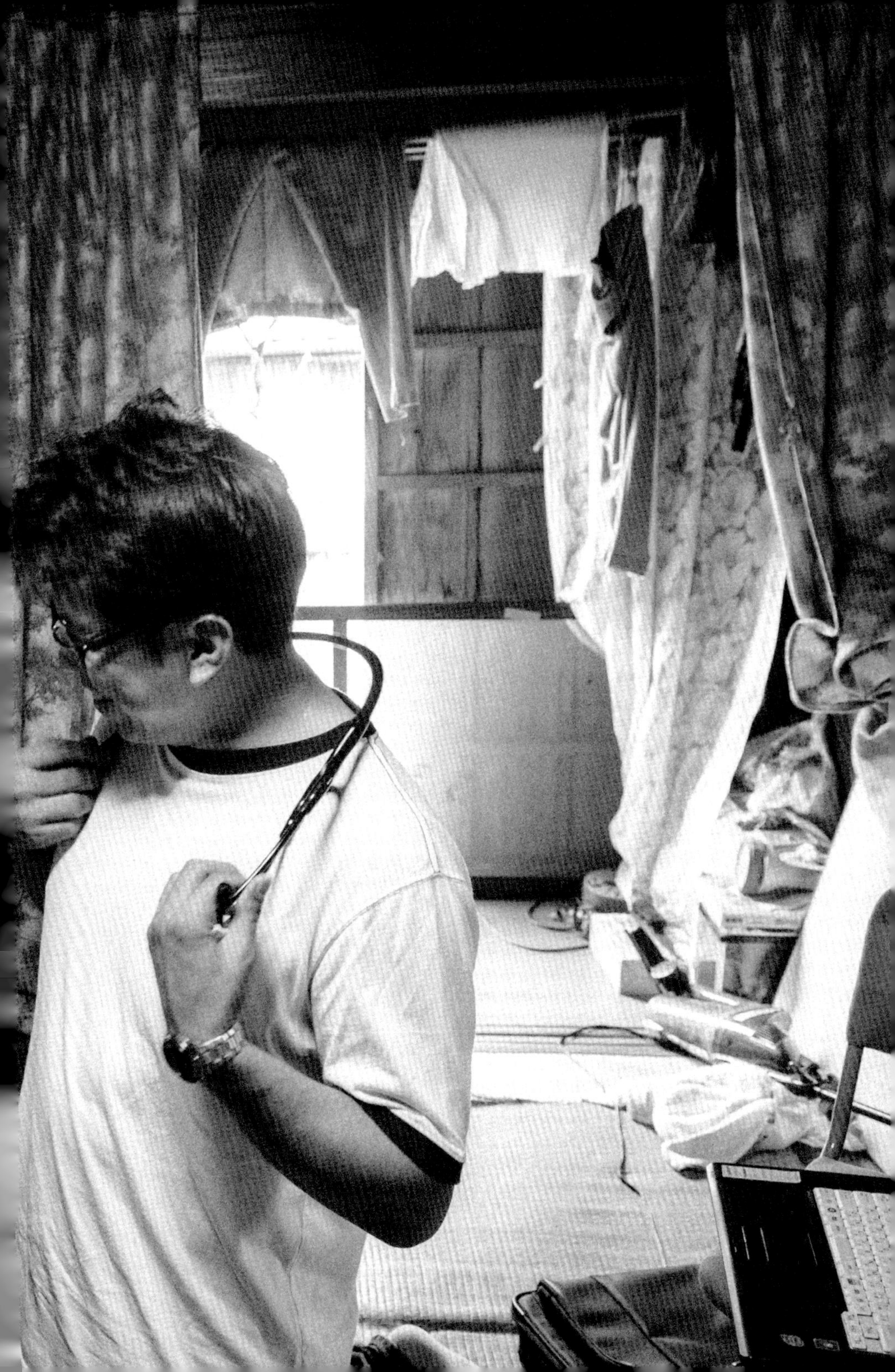

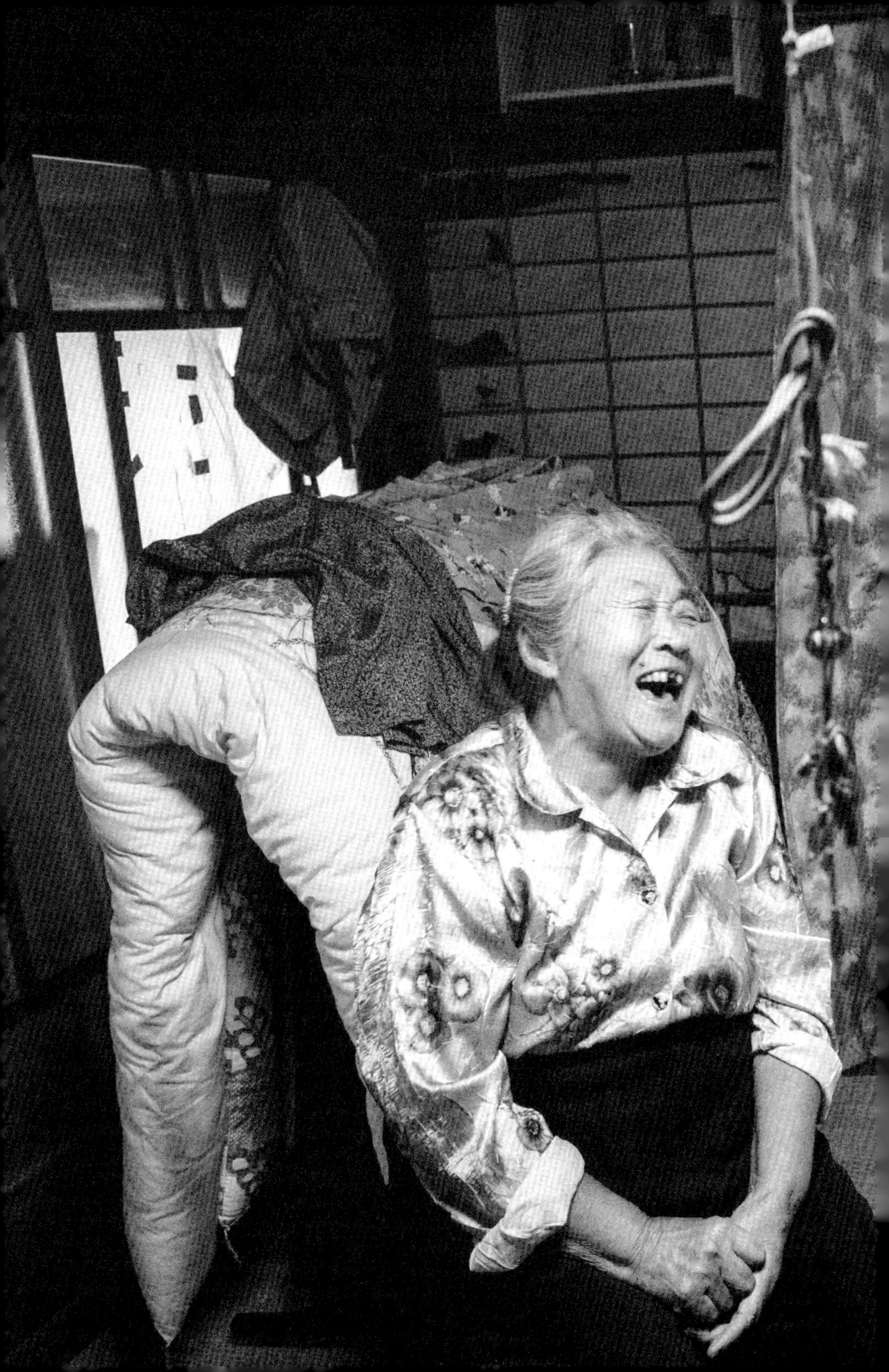

んに確認してもらっていても、すぐに忘れてしまうようになった。他にも薬の飲み忘れが多くなったり、お金の管理ができなくなったり、ヘルパーさんがつくってくれた食事があるのを忘れて腐らせてしまったり、ご近所さんとのお付き合いなどもできなくなったり……。できないことだらけだ。

しかし、できないことを指摘しても仕方がない。往診の日を忘れていてもこちらが出向いて捜せばいい、薬は朝だけにしてヘルパーさんに飲んだかどうか確認してもらえばいい、お金の管理は権利擁護という仕組みがある（年金の受取りや公共料金の支払いなどを手伝ってもらえる制度）、食事が腐るのであれば毎回残らないようにヘルパーさんに食事の管理をしてもらえばいい、タエさんが外を歩いていても顔なじみの近所さんは「散歩」と思っている。決して「徘徊」なんて大騒ぎはしない。こんなふうにタエさんを支えるために職業や立場に関係なく皆が考えている。

医師にできることなんて微々たるもの

ここまで読んで皆さんお気づきだろうか？　そう、目の前の患者さんに対して私が医師としてできることなんて微々たるものだと。私たちはタエさんができないことを指摘するよりも、どうすればできるかを考え、病気が医療で解決できなかった場合でも、「なんとかして病気を治す」なんておこがましいことを考えず、看護・介護スタッフと一緒に地域に溶け込んで、地域の人たちと一緒に考えて汗を流す。つまり、医療だけではなく、介護、そして地域が一体となることでその人を支えることができると思っている。そんな地域になることによって、独り暮らしの認知症の方であっても安心して生活をしておられる。「歳をとって、独り暮らしになっても、障がいを抱えていても、認知症になっても安心して生活できる地域」。自分たちの住んでいる地域が、そんな地域になればと考えながら今日も往診に向かっている。

「早く死にたい」という言葉の意味

笑いながら「早く死にたい」と言われても……

「はよう参《まい》らしてほしいわ」。診察室で話をしていると、よく患者さんからこんなことを言われる。このあたりの方言で「早く死にたい」という意味の言葉だ。患者さんから「死にたい」と訴えられた場合、我われ医師は、患者さんが死なないように手を尽くさなければならないと教えられている。だが、目の前の患者さんはニコニコ笑って深々と頭を下げている。最初はなぜこんなことを言われるのかわからなかったが、患者さんたちに教えられて、それが最近ようやくわかってきたような気がする。

「早く死にたい」＝「最期まで自分らしく生きたい」

九九歳のおばあちゃん、ツルさんは、一カ月ほど前から心臓の病気のため入院していた。病院でいろんな検査をしたのだが、やはり年齢のせいか、ここまでよくなるのが精いっぱいと言われて先日退院してきた。外来に通っている頃は、一人で畑に行くほど元気だったのだが、退院してからは外に出ることはめっきり少なくなってしまった。家ではベッドで横になっていることが多くなり、訪問看護やヘルパーさんに来てもらってお風呂に入るのを手伝ってもらったりしている。

そして、今日は私の往診日。私は診察はもちろんであるが、患者さんといろいろおしゃべりをする。身体のこと、家で過ごしている様子や家族のこと、そして人生のことなどいろんなことを話すようにしている。簡単な挨拶をすませた後、ツルさんのベッドの脇に座って話をした。

家ではどのように過ごしていますか？

「なーんにもしていないわ。でも洗濯物をたたんだり、服を着替えたり、自分のことは自分でしているよ」

ご飯はおいしいですか？

「お嫁さんが、おいしいご飯をつくってくれますから、食べてますよ」

困っていることはありませんか？

「前みたいに畑に行ったりできんようになりました。寝てばっかりいる自分が情けない。先生、はよう参らしてほしいわ」

と、ニコニコして話される。でもツルさん、本当に死にたいと思っておられるのだろうか？　九九歳になるツルさんは、私の外来に通われていた一〇年以上前から「はよう参らしてほしい」とおっしゃっていた。ツルさんの「参らしてほしい」は歴史が長く、いつもニコニコして発せられる言葉である。

今回もいつもと同じように話しているが、今回ばかりは残された寿命がそれほど長くないことをツルさん自身も家族の方も十分理解されている。しかし、それでもツルさんが私の前で「はよう参らしてほしい」とおっしゃるのは、「死ぬ間際まで、人（この場合は家族）には迷惑をかけたくない。できることなら最期まで気持ちだけでも元気な人生を送りたい」というのが本音じゃないだろうか。

そこでツルさんにこう話してみた。

「大丈夫ですよ。お迎えがくるようになったら（死期が迫ったら）教えてあげますから。それまでは自分のことは自分でできるよう頑張って動いてください。何かあったらいつでも往診しますから、連絡ください」

ツルさんは笑顔で「先生、ありがとう」と言った。

ツルさんの「早く死にたい」は、「希死念慮（死にたいと願うこと）」ではなく、最期まで自分らしく人生を全うしたい。そう願う気持ちだったのだ。この会話を一緒に聞いていた家族の方は、このとき、「最期まで家で一緒にいる自信がついた」と後におっしゃっていた。ツルさんと家族の願いはただ一つ、最期まで家にいたい（いさせてあげたい）ということだけだったのだ。

思慮深く、そして雄弁に、自らの終末期の迎え方を語ってくれる

誰もが人生の場面ごとに思い描いている夢があると思う。一〇代の頃であれば、進学や将来の職業、あるいは恋人のことなど。家庭を築いた後には、子どもの将来のことや自分の地位のことなど。退職した後はのんびりと旅行など。夢を思い描いているときは、皆さん輝いている。でも、人生の身じまいである終末期の夢を語ることを、皆さん避けてはいないだろうか。

今回のツルさんの場合、いいタイミングで「最期まで家にいたい」という意思表示ができたと思う方も多いかもしれない。しかし、ツルさんは外来に通っておられた一〇年以上前から「はよう参らしてほしい」という言葉で、私とちゃんと約束していたのだ。そして、一〇年経《た》った今になって、ようやく本当に人生最期の願いを叶《かな》えられる場面がやってきた。ただそれだけなのだ。

普段から自分の終末期について家族など身近な人と話し合っておくことができれば、人生の幕を閉じる場面でも、本人も家族も慌てることなく落ち着いて迎えることができると思う。

最近では、外来に元気に通っておられる方にも「ご飯が食べられなくなったらどうしますか？」と私のほうから聴くようにしている。皆さん思慮深く、そして雄弁に自らの終末期の迎え方について語ってくれる。

次頁の写真：この笑顔を撮った数日後、危篤に。同じ頃、進行性の難病を抱えるひ孫娘も、意識不明で救急搬送された。その数日後、ひいばあちゃんは旅立ち、ひ孫は命を取り留めた。「ばあちゃんがきっと生きる力、渡していってくれたんやわ」。

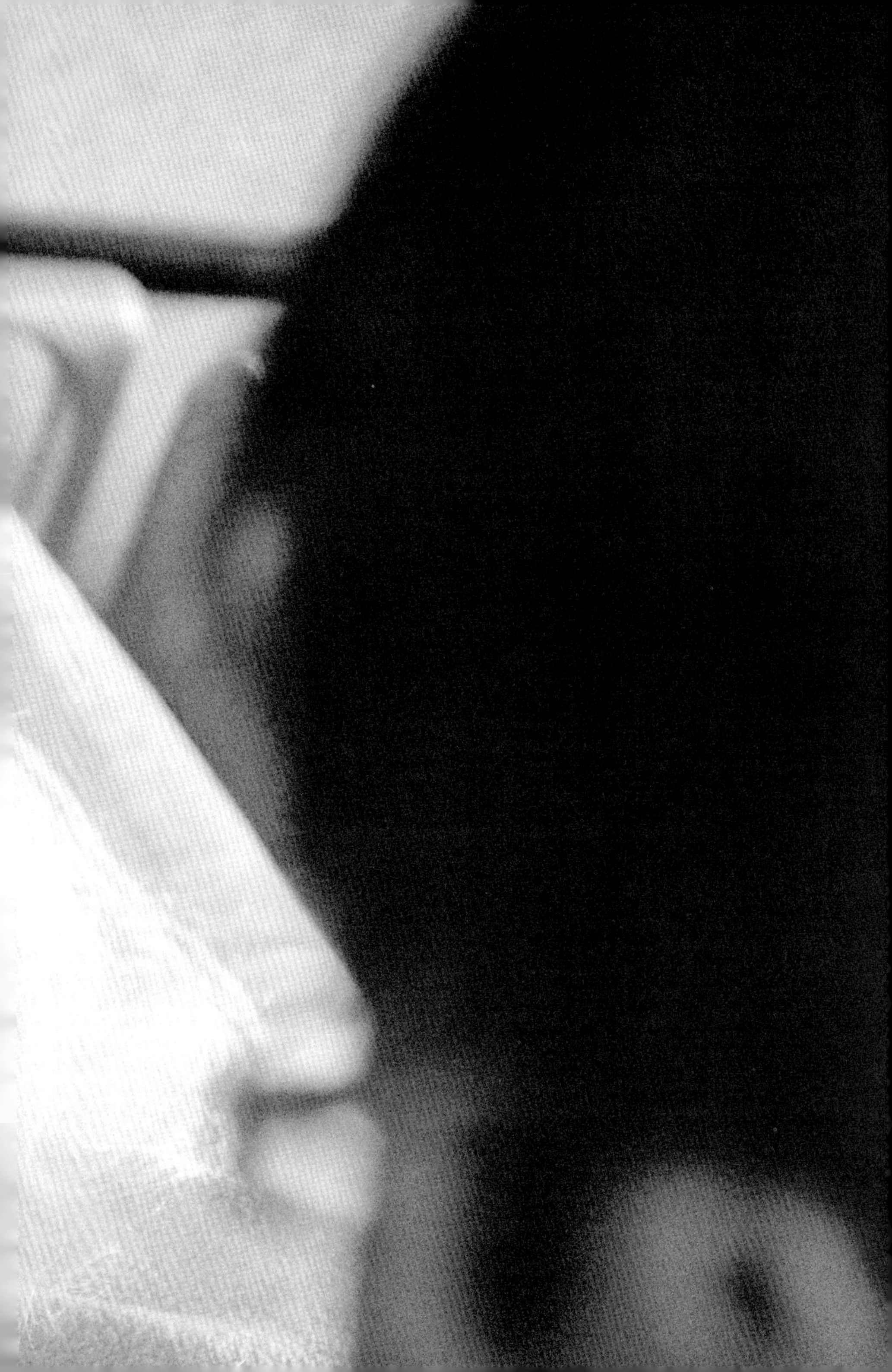

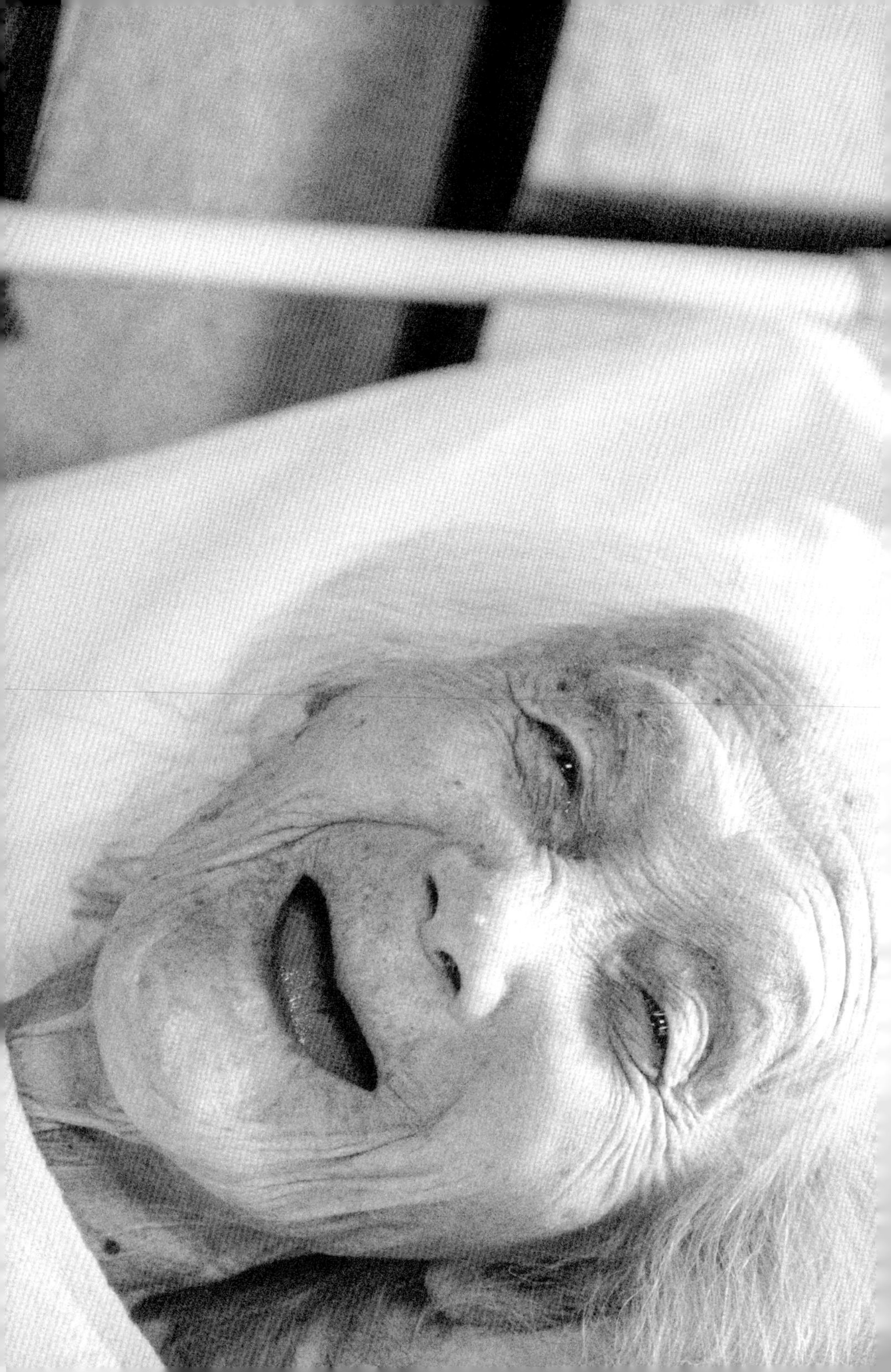

そんなときは、他の年代の人が夢を語るときと同様に、とても目が輝いているように思う。

私の外来に通う患者さんたちには「何かあったら、いつでも連絡ください」と伝えている。夜でも休みの日でも往診できるように準備はしているが、ほとんどの人は次の日、あるいは休日明けの朝まで待って連絡をしてくれる。私の患者さんたちは皆、遠慮深い人たちだ。

そんな遠慮深い人たちの笑顔を見るため、そして「住み慣れた永源寺の地で最期まで家にいたい」という夢を叶えることができるよう、今日も往診車を走らせよう。

地域の子どもは地域の皆で育てる

子ども用の椅子に座って目線を揃えて健康診断

春は、入学、就職、異動など、あわただしくも心がはずむ季節だが、私たち医師にとっては、健診（健康診断）の季節でもある。小児科である私にとっては、子どもたちの健診は楽しい行事の一つでもある。子どもたちの成長を見守り、大きく育っていく様子を見るのがとてもうれしい。子育てで大切なことは、褒めること、そして――。

私が初めて保育園の内科健診に行ったのは、永源寺に赴任してすぐの頃だった。午前の診察が終わったあと昼すぎに保育園に到着すると、園長先生に内科健診の場所へ案内された。保育園の一番奥にある「ゆうぎ室」がその場所なのだが、見ると大人用の立派な椅子が準備してあった。ここに私が座って子どもたちを順番に診察してくださいというのだが、これだと私が椅子に座っていても、立っている子どもたちを見下ろすような格好で診察をしなければならない。

少し迷った後、先生に頼んで年長さんの教室から子ども用の椅子を借り、大人用の椅子と取り替えてもらった。子ども用の椅子は、小さい木製のものでクッションもなく、座り心地がいいとはいえないが、腰を下ろすと子どもたちと目線の高さが一緒になり、表情を見るのにちょうどいい。大柄な私が窮屈な格好で座りながら、内科健診を始めた。

初めて出会う子どもたち、健診の前に一人ひとりの目を見て名前を確認しながら挨拶し、「げんき？」と声をかけながら診察した。最初は怖い医師を想像していたのか緊張して泣きそうな顔の子もいたが、徐々に表情も緩んで笑顔になっていった。そして数人の診察が終わる頃には、子どもたち一人ひとりから「ありがとう！」と元気な挨拶をもらった。私も「ありがとう」と返す。年長の子どもたちは、私とハイタッチをして帰る子もいた。初めて出会う彼らであったが、私を医師としてだけではなく、まるで友だちのように認めてくれたことがとてもうれしかった。以来、私の健診では、子どもたちと同じ目の高さになるように、子どもたちの椅子を借りて健診している。

地域のつながりが見えてきたとき、本当にその子のことがわかる

病院に勤務していた頃、入院してきた子どもが治療を受け、元気になっていく様子を見ることがとてもうれしかった。難しい病気を診断して治療することこそが、医師の仕事だと信じていた時期でもあった。今から思うと、この頃は病気しかみていなかったように思う。しかし、都会の大きな病院を離れ、田舎の小さな診療所で仕事を始めると、病院で勤務していた頃よりもいろんなことが見えてきた。

子どもたちは、きょうだいや家族、そしてご近所の人たちなど、地域の多くの人たちに支えられて育っていることを目の当たりにした。また、地域の人たちも、大きく成長していく子どもたちを楽しく見守っていた。つまり、親や先生だけでなく、地域の人びとが皆で子どもたちを見ており、また逆に子どもたちも大人を見ている。この人たちと同じ目線で見ているからこそ、見えてくるものがある。

保育園の健診は今年で一六年目になる。その子がどんな病気を持っているのか、あるいはどんな障がいを抱えているのかだけでなく、どこに住んでいて、きょうだいや家族はどんな人たちなのか、皆のことが何も

次頁の写真：花戸医師は、1、2週間に一度、小学校での読み聞かせボランティアを長年続けている。少年野球のチームドクターやPTA会長も引き受ける。地域全体の病気をみて、地域全体の健康を守る――。そして、地域で子育ち、親育ち。

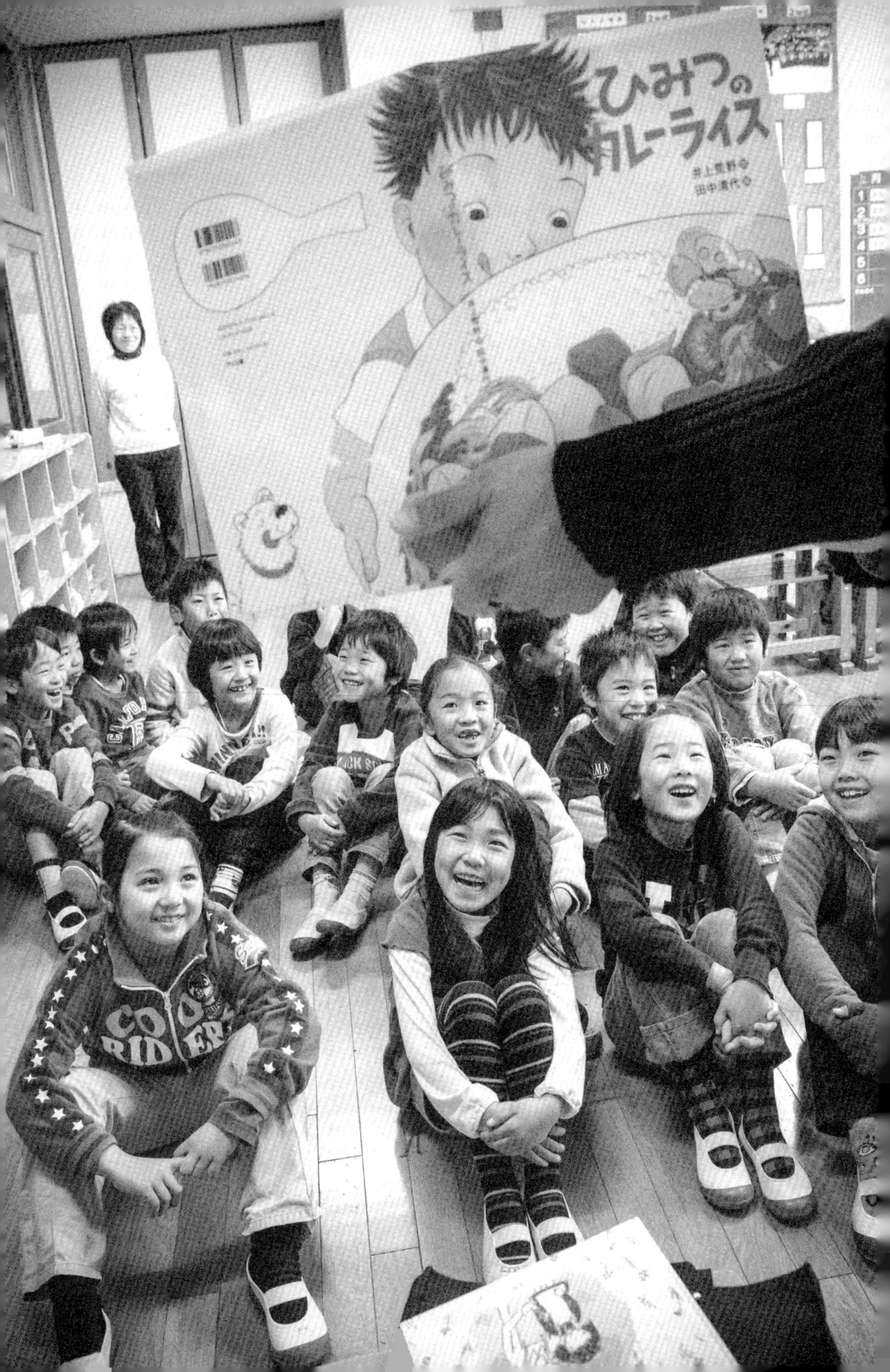
ひみつのカレーライス

見なくてもわかるようになってきた。診察するときに、その子の身体だけを診るのではなく、その子の後ろに広がっている人びとのつながり、地域のつながりが見えてきたとき、本当にその子のこと、そしてその地域を理解することができたように感じる。

おおいに褒めて、時には叱る――存在を認めてあげること

最初に私が診た子どもたちは、もう立派な大人になっているが、子どもから大人になる過程で、お互いの意見や主張がぶつかりあう年代となれば、ケンカをすることもあれば、場合によってはイジメにつながるようなことは、社会の中では当然起こり得る。そのような場面に直面したときにどう解決するか考え、行動するのは自分でしかないのだが、それぞれの子が悩んでいる姿が目に浮かぶ。しかし、そんなときであっても自分の存在を認めてくれる人が近くにいれば、生きる力を絶やすことはないと、私は信じている。

自分が悩んだときもそうだったのだが、人は自分の存在を認めてもらったときこそ成長することができるのではないだろうか。存在を認めるということは、褒めることばかりではない。褒められることも大切だが、時には親や先生以外の人からも叱ってもらうことも必要である。そう、褒めるの反対は、けなすであるが、叱るの反対は無視する、なのだ。悩んでいる子どもたちを無視してはいけない。おおいに褒めてやり、時には叱ってあげる。そうすれば同じ地域に住む者として、お互いのことを知り、お互いの存在を感じることができる。そんな地域の中で子どもたちが成長していく様子を見ることができれば、皆が「幸せ」と感じることができるのではないだろうか。

繰り返すが、子どもを育てているのは、親や先生だけではない。同じ目線で同じ方向を向いて支えてくれる友人や家族、そして地域の人びとなのである。地域の人たちと一緒に生活をしながら、私自身も医師とし

て育てられていると強く感じている。少子高齢化が進む地域であるが、この地域で自分にしかできないことがきっとあるはずと、そんなことを感じながら今年も子どもたちの健診が始まる。

笑って人生を終えるために

余命一カ月、八三歳になるまつゑさん

永源寺に来てから多くの方を看取らせていただいてきたが、いろんな最期の迎え方を拝見した。自分自身の病気に不満を持ったり、老いをなかなか受け入れられないまま人生を終えられる方もいる一方で、病気を抱えながらも満足して最期を迎えられる方がたくさんいる。

八三歳になるまつゑさんは、二年前に大腸がんが見つかり手術を受けた。退院された後も調子がよく、私の外来でも「なくなりかけた命を救ってもらって感謝です。いつまた、がんが出てくるかもわかりませんが、今は家族と幸せに暮らさせていただいています」とおっしゃられていた。そして、診察室を出る際にはいつも、「がんが再発しても、最期は先生にお世話になると思いますが、よろしくお願いします」と、笑って話しておられた。

そんな冗談話も束の間、一年半後に肺と肝臓に転移が見つかった。今回は、手術もできず抗がん剤も効果がなかった。そして、病院にも通えなくなり、一カ月前より私の往診が始まった。

まつゑさんは、一歳と三歳のひ孫も含めて八人家族。往診に伺うと、結構広い玄関に大小さまざまな靴が並んでいた。がんは進行しているのだが、往診に伺うたびに本人も「家族から元気をもらって、幸せです」と、にこやかにお話しされていた。余命はあと一カ月。厳しい状況であったが、こんな状況でも本人が「幸

せ」と思えるのは、今まで充実した人生を送ってこられた結果なのだろう。

臨終を迎えつつある人に普段どおり接することの大切さ

一週間後、まつえさんの家から「おばあちゃんが、返事をしない」と連絡があり、すぐに往診に向かった。玄関を開けて家に入ると、最初に「先生、ご苦労さん」と声をかけてくれたのは、同じ集落の静子おばあちゃん。いつも見慣れた顔があちらこちらにある。その後ろで一歳のひ孫を抱っこしているのは、近所のちよ子さん。いつも見慣れた顔があちらこちらにある。そして、部屋に入ると息子さんが伏し目がちに「寝てばっかりや」とおっしゃった。皆、目を閉じたまつえさんの周りで、いつ息をひきとるのかとじっと待たれている様子だった。私が神妙な顔でベッドのそばに座り、手を握りながら「まつえさん、診療所です。往診に来ました」と耳元で呼びかけると、なんと、「はい〜」と返事をされた。そして、うっすらと眼も開けられた。その瞬間、周りの皆から大歓声。「いや〜、先生すごいわ」「生き返らはった」と。いやいや、私はなんにもしていない。

その後は眼を閉じて寝てしまわれた。やはり具合が悪いようだ。しかし、家で過ごしていると痛みや苦しみなどを訴えられることもなく、穏やかな表情だった。とても静かな時間が流れていた。

そこへ、三歳になるひ孫の「ゆずちゃん」がやってきた。

「ばーちゃん、寝てはるわ。ご飯やのに……。起きーやー」と言ってまつえさんの顔をペンペンと叩く。周りにいた皆は目を丸くしたが、まつえさんは眼を閉じたままニッコリ。続けて「ばーちゃん、きこえるか？」と、ゆずちゃんはまつえさんに頬ずりをした。

三歳で「命」を理解せよというのは無理な話だが、ゆずちゃんに、臨終を迎えつつある人に普段どおり接することの大切さを教えられたと、その場にいた皆がはたと気づかされた。きっと、まつえさんも「私は今も家族の一員、いつもどおりに接してほしい」と思っていたに違いないと思う。在宅でしか味わえない、とてもあたたかい光景であった。

この時点で、もうすでに私が病気をコントロールするという段階ではない。まつえさんのやさしさやあたたかさといった思い出が詰まった「命のバトン」を次の世代に渡すのを邪魔しないように、そんなことを考えながらただそばに座り、皆でその光景に見入っていた。

一週間後、まつえさんは、家族、近所の人など多くの人に囲まれて静かに息をひきとられた。涙を流す人はいたが、皆笑っていたのがとても印象的だった。まつえさんから「命のバトン」がきちんと伝わったと思える瞬間である。

人生の最期を満足した表情で過ごすために

この診療所で仕事を始めてからは、地域の人からたくさんのことを教えてもらった。ご近所さん同士の支えあいや、自分自身の人生との向き合い方など、病気を診る以外にも大切なことをたくさん教えてもらった。

皆さんは、歳をとって、若い頃と同じように動くことができない、思いどおりにものごとが進まないと、どうしても不平不満をこぼしてしまうことはないだろうか。若い頃であれば、一晩眠れば治っていた病気も、すぐには治りにくくなり、場合によっては入院を余儀なくされる場合もある。そんなとき、皆さんは医療に過度の期待をしてはいないだろうか。よく考えてほしい。医療はほとんどの病気において一時しのぎの薬や治療をするだけでしかない。ましてや老いについては治す手立てというものは存在しない。つまり医療

次頁の写真：旅立ちが近い。ゆずちゃんがまつえさんのほっぺを、ペンペン。ゆずちゃんが握ってくれた手を握り返しながら、まつえさんは「ゆずちゃん、あと頼むで〜」。幼い頃、結核で両親兄弟姉妹を皆、亡くしていた。

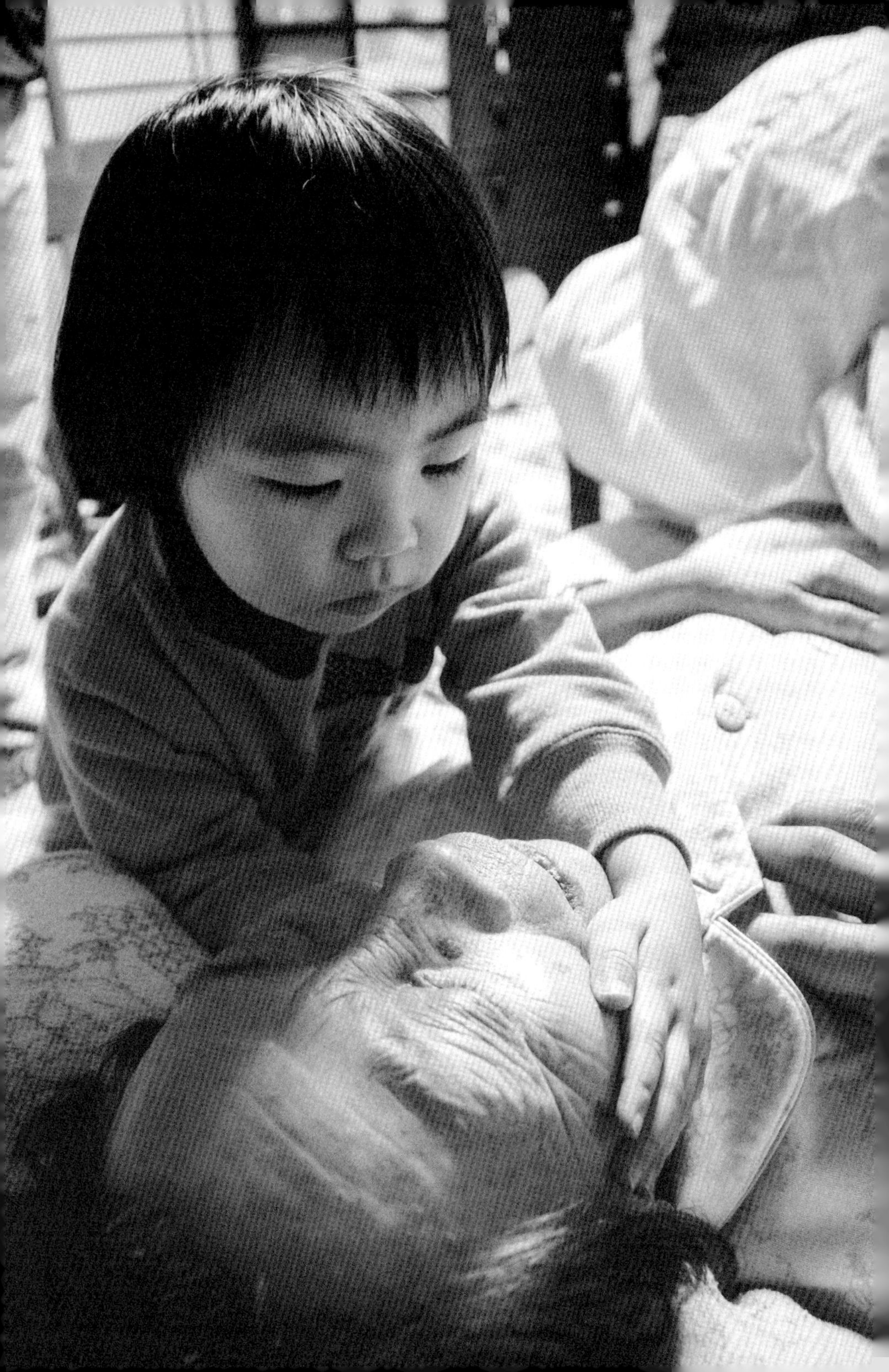

は不老不死を叶える道具ではないのだ。

人生をいかに過ごすか――。もちろん健康であることは大切なことではあるが、病気や障がい、あるいは老いを抱えていても、「幸せやった」と思えるような人生を送ろう。そのためには、日頃から周りで支えてくれる人に感謝し、老いても自分の役割があることを知ろう。そうやって過ごせた人生であれば、最期の場面が訪れたときでも不平不満よりも満足した表情で過ごすことができるだろう、と思う。高齢者の役割は、笑って人生を締めくくれる最期を次の世代に見せること。見送った側の人も「幸せやった」と思えるような最期であれば、「命のバトン」を次世代につなげていくことができるのではないだろうか。

暮らしのなかにある「いのちの授業」

小学校で始まった「いのちの授業」

「今年も授業をお願いします」。冬のある日、私が学校医をしている小学校の校長先生からお手紙をいただいた。永源寺に赴任したときから地元の小学校で学校医として内科健診をしているのだが、子どもたちの健康状態を診る以外にも、子どもたちに毎年「いのち」をテーマに話をさせてもらっている。最初は内科健診のついでに少し話をするだけであったのが、いつの頃からか各学年一時間ずつ授業の時間をいただくことになった。

低学年の一・二年生の授業では、聴診器をたくさん持っていって子どもたちにお互いの心臓の音を聴いてもらう。興味津々な様子で聴診器を手にした子どもたちは、おそるおそる聴診器を耳にし、目を閉じながら友だちの胸にそっと聴診器をあてる。すると、聴診器から聞こえてくる友だちの心臓の鼓動に「わー、すごい」「聞こえる聞こえる」と、あちらこちらから歓声が上がり、たちまちにぎやかになる。心臓の動きを意識したことのない低学年の子どもたちにとっては新しい発見だ。

そして、私から「君たちの心臓は生まれたときから、ではなく、君たちがお母さんのお腹にいるときから今まで一度も止まることなく動き続けているんだ。心臓が止まってしまうと、ご飯を食べたり、友だちと遊んだり、勉強したりすることができなくなってしまう。それは、君たちだけでなく、お父さんお母さん、おじいちゃんおばあちゃん、先生、皆同じで一つしかない、大切な命なんだよ」と語りかける。そんな話をすると、普段、命を意識することがないこの年代の子どもたちにとっては、心臓が動き続けていることが不思議に思えるようだ。

三・四年生には、タバコ、睡眠、それからテレビやゲームなどのメディアとの接触など、生活習慣についての話。自分自身で自分や家族の健康について考えてもらうきっかけになればと思い、話をしている。

そして、高学年の五・六年生にはＡＥＤ（止まった心臓に自動的に電気ショックを与える機械）を使った心肺蘇生法の話。心臓発作が起きた場合にできるだけ早い救急救命処置が必要であること。まず第一に大人を呼び、ただちに胸骨圧迫とＡＥＤの使用が大切であることを説明する。その後、実際に我われ医師が講習会で使用する人形を使って、子どもたちと一緒に胸骨圧迫とＡＥＤの練習を行なう。実際の手技を知ってもらうことも目的の一つであるが、もう一つの目的は「倒れている人、困っている人がいたら、知らないふりをせず、皆で協力して助けましょう」ということを伝えることだ。

学年によってテーマは違うが、子どもたちは皆「いのちの授業」をとても熱心に聞いてくれる。

「命はリセットすることができる」!?

このような活動をするきっかけとなったのは、とある調査の記事を見たときだった。小学生にアンケートをとったところ、約三割の子どもが「人は死んでも生き返る」「命はリセットすることができる」と答えたそうだ。その記事以外にも、カブトムシが死ぬと「明日、スーパーで買ってきてあげる」と答える大人、飼っていたクワガタムシが動かなくなると「お母さん、電池を交換して」という子ども、「人は死んだらどうなるか見てみたかった」と人を刺し殺した少年など……、「いのち」を理解できない人が増えているよう

次頁の写真：とっても冷たくなったおばあちゃん。
生き返ることはないけれど、私の中に生きている。

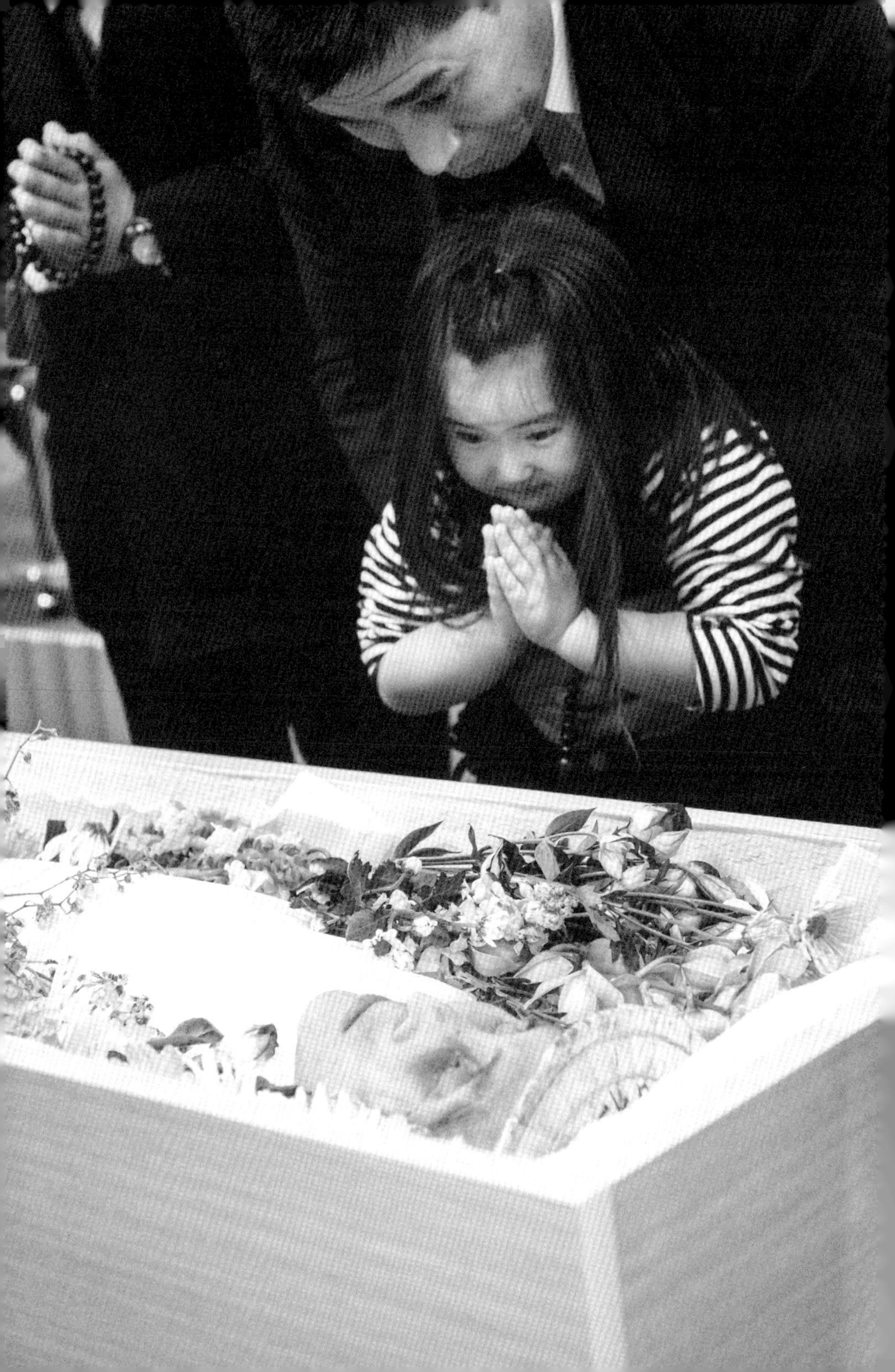

に感じていた。

多くの人の人生には「生・老・病・死」が必ず存在する。しかし、今の子どもたちには、身近な人の「死」ばかりか、自分たちのおじいちゃん、おばあちゃんたちの「生・老・病」を感じることが少なくなってはいないだろうか。例えば、自分のおじいちゃんが病気になって入院した、命はとりとめたが寝たきりとなったので施設に移った、そして施設で息をひきとった後には葬儀場へ直行。そこで子どもたちが目にするのは、写真に写ったおじいちゃんと黒い服を着た大人が涙を流している姿。このようなことはよくあるだろうが、それだけで子どもたちの心の中に、おじいちゃんの生きてきた姿というものが、本当に残るだろうか。

命の大切さを教えているのは、老いを生きる地域の皆さん

私の外来に通っている多くの患者さんは高齢ということもあり、いくつかの病気を抱えておられる。高血圧や糖尿病、認知症やがんの人もおられる。大きな病院に通うよりも私の診療所を希望されて通っておられるのだが、病気を治すことを諦めて診療所に来ているのではない。皆、老いや病気を抱えながらであっても、農作業や家事など自分の役割があり、住み慣れた家で家族と一緒に自分らしく生活したい、そう願って私の外来に通っておられるのだと思う。そして、年老いて寝たきりになっても、ご飯が食べられなくなっても、家にいたいと希望される方がほとんどである。

このような方々を診させていただくなかで、在宅医療というのは単に具合の悪くなった人を診察するだけでなく、高齢者が若い世代に「生きる」ということを見せてくれているのだ、ということに気づいた。実際、在宅で看取ったおじいちゃんのお孫さんは、「おじいちゃんは死んで遠くに行っちゃいました。二度と帰ってくることはないけど、私の心の中にはずっといるよ」と答えてくれた。そんな言葉を聞くと、子ども

たちに命の大切さを教えているのは、私ではなく地域の皆さんだと改めて感じる。三〇年後、六〇年後、彼らが大人になっても亡くなったおじいちゃんやおばあちゃんの「いのち」を心にとどめておくことができれば、自分たちが歳をとっても安心して暮らすことができる地域になると信じている。

「元気に老いる」ということ

身体が弱ってきても元気な八〇代の葉子さんと、元気のない七〇代の文子さん

「この頃、弱ってきたわ」。今年で八〇歳になる葉子《ようこ》さんが、診察室でこぼされた。私から見ても年齢のわりには元気なおばあちゃんだが、畑に行っても今までできていた鍬づかいができなくなったことや、農作業をする時間が減り休む時間が増えてきたことなど、自分なりに身体が弱ってきたことを気にかけておられる様子だ。しかし、そんな葉子さんといろいろな話をしていると、診察を終える頃には「なにもできなくなったわけではないし、自分なりにできることを頑張るわ」と、明るい声で挨拶をされ診察室を後にされた。すっかり元気になられたようだ。

次に入ってこられた七〇代の文子《ふみこ》さんは、暗い表情で「ここが痛い」「どこもかしこも具合が悪い」「こんなに具合が悪いのに誰も家族が心配してくれない」と、繰り返されるばかり。葉子さんと比べても若く、病気も少ないのだが、身体の具合の悪さや自分自身のおかれた状況に対して、どうも納得いかない様子だ。私が、痛み止めの注射や薬を処方しようとしても、やはり前向きな言葉は出てこない。私からかける言葉も聞かれぬまま診察室から出ていかれた。

毎年、農作業が忙しくなる季節には、膝や腰の痛みなどの症状を訴えられる方が外来にたくさん来られる。しかし、同じ病気であっても先ほどの二人を比べれば、どちらが早く元気になられるのか、薬を処方す

る前から自ずとわかってしまう。

人によって違いはあるが、歳をとってくると今までできていたことが徐々にできなくなり、具合の悪いところがあちらこちらに出てくる。診察室で膝が痛い、腰が曲がってきた、重いものが持てなくなった、などの症状を訴えられると、私たち医師は、痛みをとる注射や骨を強くする薬を処方することはできる。しかし、たとえ痛みが減ったとしても、自分の生活に満足できなければ不満ばかりが残り、生活は楽しくない。そう訴えられる方も多い。たとえ具合の悪いところがあっても、生活のなかで自分の役割を持つことができれば、自然と元気が出てくるものだ。例えば、膝が痛くても台車に腰掛けながら草むしりをしているおばあさんの話や、重いものが持てなくても小さなカゴに野菜を採り入れるおじいさんの話には、こちらもうれしくなってくるので、ついつい診察が長くなってしまう。

老いることは悪いことなのか？

よく新聞やテレビで見かける経済の評論家たちは、「経済は伸びなければいけない」「売り上げは伸ばさなければならない」と話している。健康に対しても、このような右肩上がりの期待を持っている方がおられるのではないだろうか。しかし、人の一生は「生・老・病・死」であらわされるように、生産年齢という一定の時期を過ぎれば、体力や知力は徐々に衰えてくる。場合によっては病を持ち、ついには最期を迎える準備をしなければならない時期がくる。よく考えてほしい。人生の「老・病・死」を迎える場面で、「老い」から目を背け、自分が困っている状況を受け入れられず、その原因は「病気」と決めつけ、それを治そうとたくさんの薬や健康食品などに頼る生活がいかに無意味なことかを。

先ほど書いたように、年老いて若い頃と同じように作業ができなくても、家庭や田畑で自分なりにできる

次頁の写真： 今年も採れた、旬の野菜。孫、ひ孫にも食わしてやらんと。

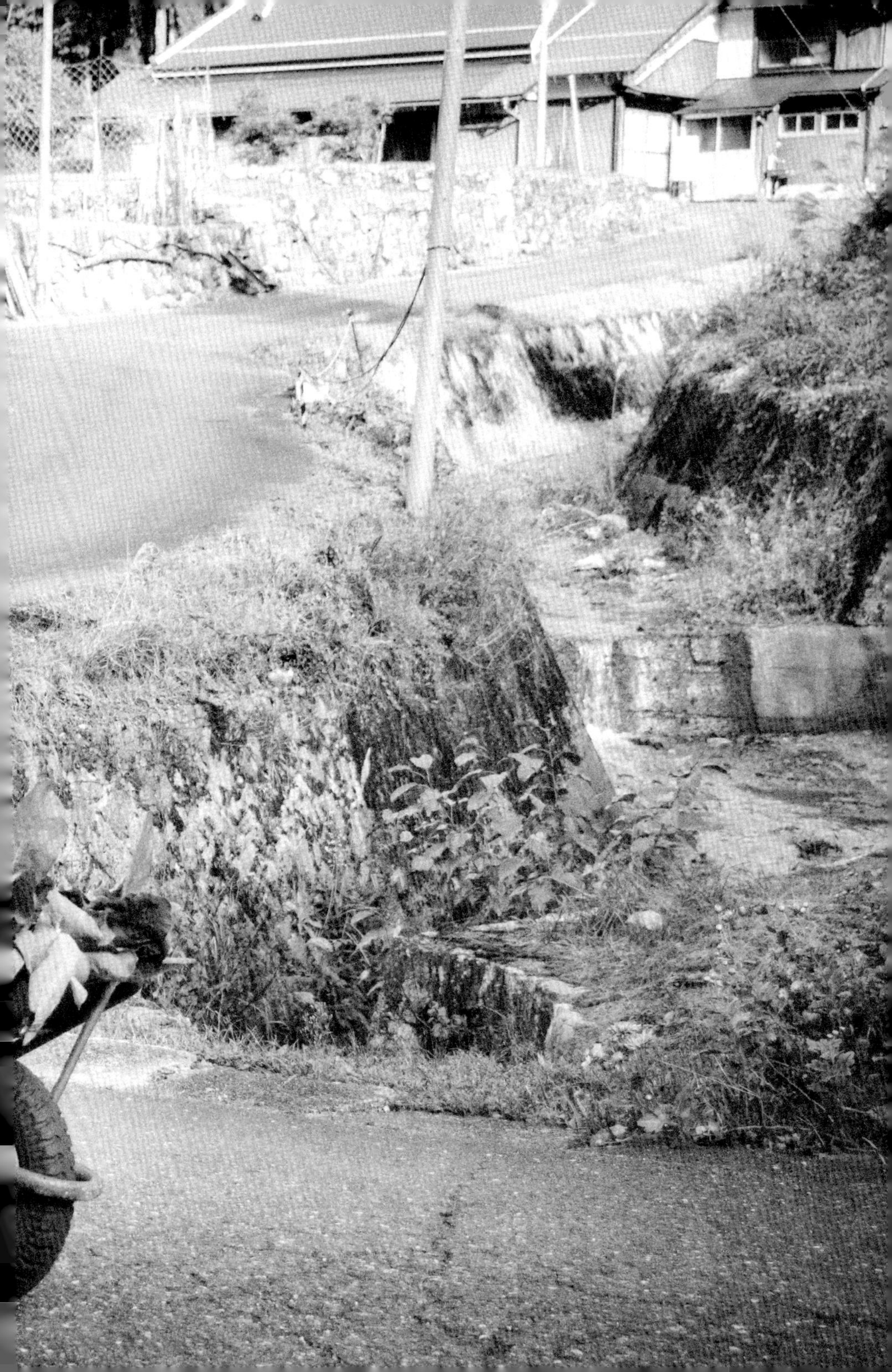

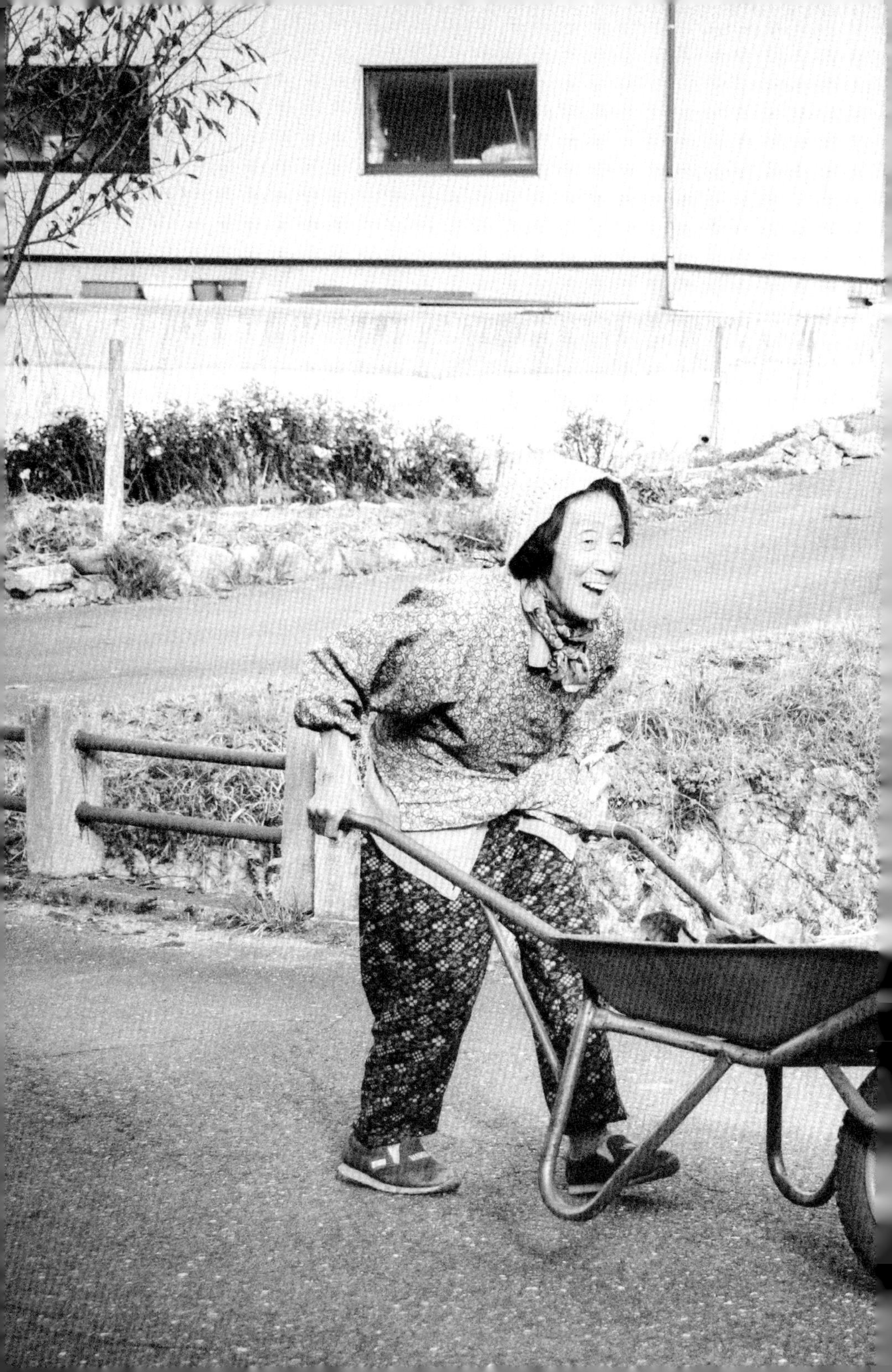

ことは、探せばなんなりとあるはずである。私は、外来に来られる患者さんに対して、「私の仕事は病気を治すことだが、元気がないのは治せない。だから自分でできることを見つけて元気になりましょう」と話している。昨年と同じように今年があり、今年と同じように来年を迎えられること、これが、元気に老いる姿なのではないかと思う。自分自身の身体をよく見つめ、いつもと同じように変わらぬ生活を送る。年齢を重ねてもそのような「安定」した人生を過ごす心構えが大切だと思う。

「安定」の充実感――農業と似ている

私は名医と呼ばれるような偉い医者ではないので、「すべての病気を治すことはできない」と患者さんには正直に言っている。そんな普通の医者のところにも、毎日たくさんの人たちが来てくれる。外来で話すことは、農作業の話やご家族との生活のことが中心で、病気の話は必要なだけにしている。あるおばあさんは、毎年同じように農作業ができ、いつもと同じように野菜の収穫ができたことをとてもうれしそうに話された。それを聴いている私や看護師も素直にうれしいと感じた。そして、診察室から出て行かれるときには皆さん笑顔で帰っていかれる。病気の状態を確認するだけでなく、元気を確認することが患者さんにとって一番の薬になっているように感じる。

自分たちがつくった米や野菜を今年も自信を持って他人に勧められることや、季節に旬の野菜をいただくことは、何事にもかえがたい喜びである。我われがいつもと同じように人生を送ることができれば、それを「安定」というが、経済においてはいつもと同じであることを「停滞」という。患者さん自身が発する「安定している」という言葉の中には、数字では表わしきれない日々の充実感が詰まっている。

お年寄りの診察と農業は似ているような気がする。他国の農産物と競争したり、利益を求め生産性を高めることばかりを考えていると、本来必要な安心感というものが欠けてしまいはしないだろうか。医療も農業も数字だけの物差しで考えてはいけないと感じるのは、私だけではないはずである。

「お互いさま」で支えあう暮らし

とても幸せそうな人たち

「お互いさま」

朝、診療所の玄関を開けると順番待ちをしていた患者さんが、診療所の庭先の草むしりをしてくれていた。本当にありがたいと思って挨拶をすると、この言葉が返ってきた。じつはこんなことがよくあるのだが、皆さんからそう言われると、この次は私がこの人のために、そして、この地域のために何かしなければと思わずにはいられなくなる。

永源寺地域は、人口五八〇〇人、高齢化率は三〇%を超える山間農村地域である。このような田舎で仕事をしていると、いろいろな人から「高齢化の進んだ地域で、先生よく頑張っておられますね」という意味のことをよく言われる。たしかに「便利か?」と問われると、正直、便利とは言えない。鉄道の駅までは遠く、バスの本数も少ない。買い物をするお店も限られてくる。

しかし、このような物質的な充足がなくてもこの地域の人たちを見ていると、とても幸せそうだ。私たちにとって本当に過ごしやすい地域というのは、また将来にわたって安心して生活できる地域とはどんな地域なのだろうか。経済や株価などで一喜一憂するような生活や、年老いて物忘れや体力の衰えがあったら施設に入るようなことではないはずである。

安心できる地域＝自立した地域

私たちが将来にわたって安心して生活できる地域になるためには、「自立した地域」にならなければならないと感じている。

◆食（Food）では……

例えば、食（Food）。地元でできた農産物（海産物もあるといいのだが、永源寺には海がないので農産物）をいただく。これはとても大きいと思う。まず第一に旬の野菜はおいしく、栄養価もよく、値段も安い。地元の農産物だから生産者の顔が見えて安心でもある。また残った食材を堆肥などにすればゴミは少なくなり、ゴミ処理費用や二酸化炭素の排出量も少なくできる。

そしてなにより、地域で営まれる農業が活性化することにより、地域の人びとがいきいきと暮らし、地域の田や畑、そして山などの自然も元気を取り戻すことができるはずである。過疎化の進んだ地域を見ていて、山や川、そして農地が手入れされなくなることに不安を感じる。一方で、手入れされている土地は、四季折々に景色が変わり、そこで生きる作物や動物の命の営みを感じる。

◆エネルギー（Energy）では……

次にエネルギー（Energy）。東日本大震災後は節電はもちろん、今までの発電所からのエネルギーに頼るばかりではなく、再生可能エネルギーなどの利用が叫ばれるようになった。将来にわたって安全に、そして安心して利用できるエネルギーを確保するためにも、個人や地域での取組みが必要になってくるはずである。

例えば、永源寺の山林では薪ストーブの材料となる薪の販売をしている人たちがいる。ここで薪割りを担

次頁の写真：ご近所さんは、大きな家族。元気なうちは世話をして、寝たきりなったらやっかいになる。そうして、こうして、順番こ。

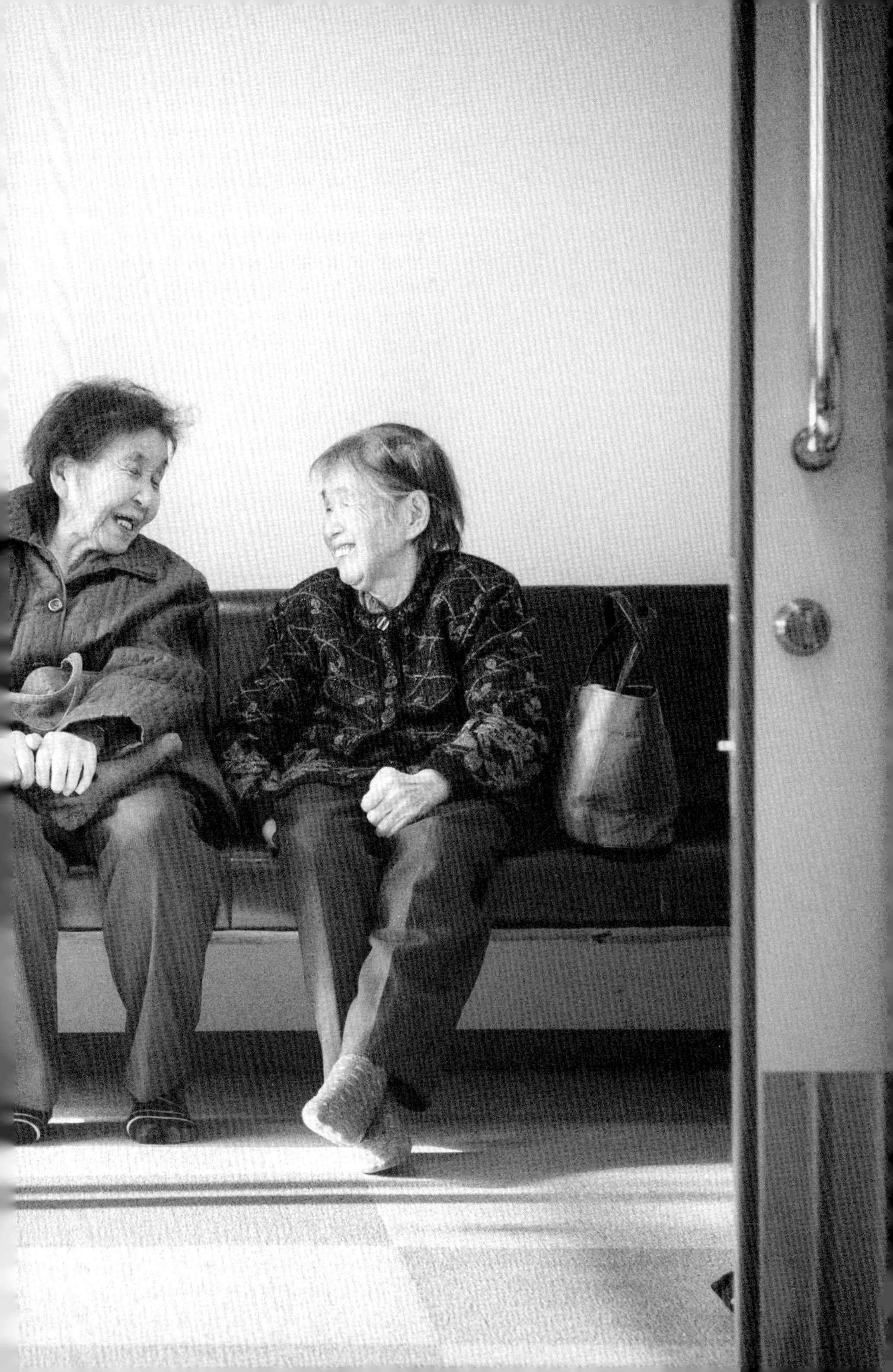

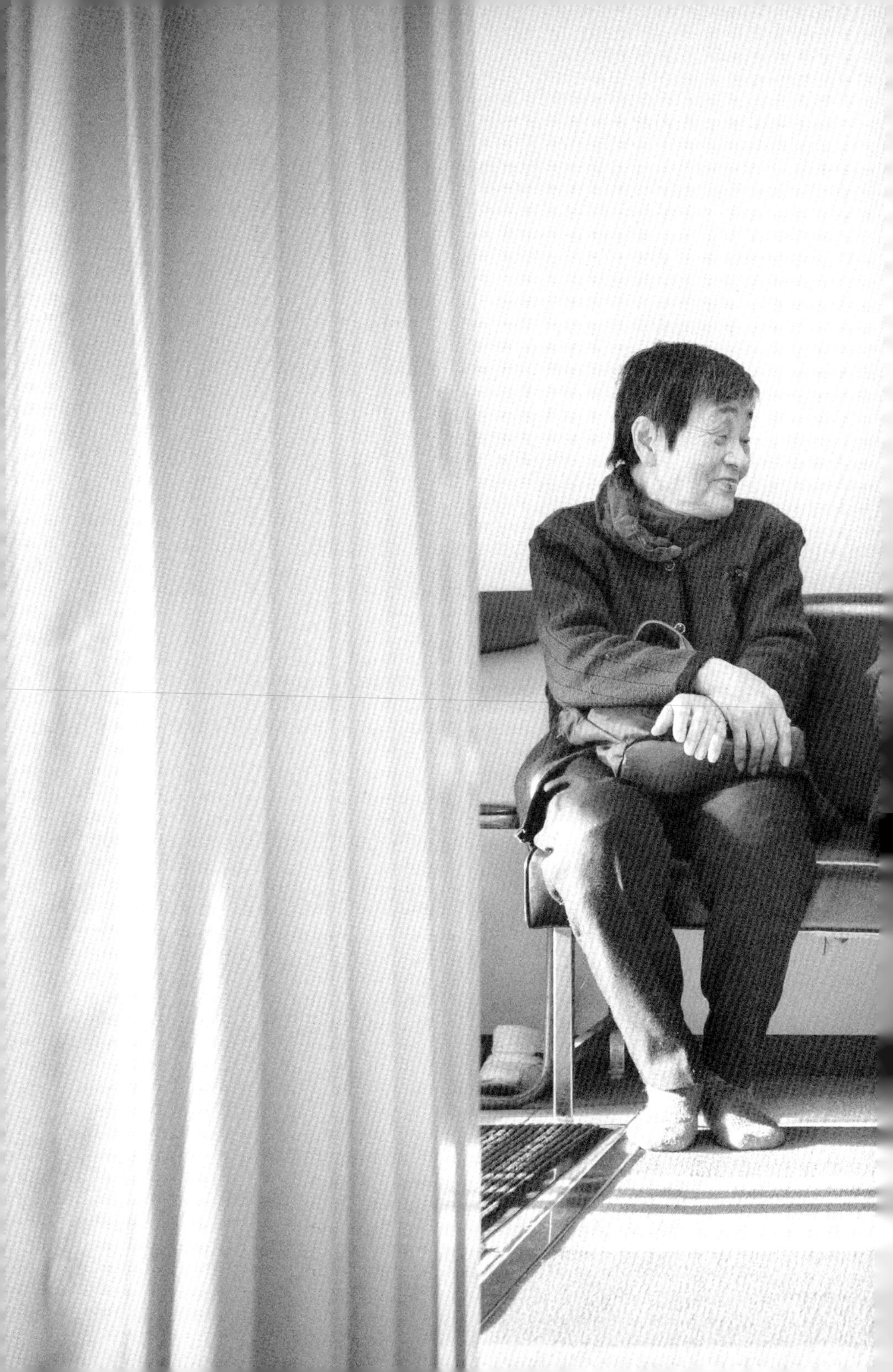

当している人たちの中に、障がいを抱えた人や引きこもりだった人たちがいる。彼らに話を聞くと、「ここでは体力を必要とされるが、薪割りには失敗なんてないところがいい」と笑顔で答えた。現代社会になじめない人たちであっても、自然の中では必要とされる場がある。

目の前の電球の明かりを照らすためにできることは、電力会社に料金を支払うということだけではない。同じ地域でともに生活する仲間が自分たちにできることを行ない、結果として自分たちでエネルギーの材料をつくり出す。それがお互いの自立につながるようになればいいのだ。

◆生活（Ｃａｒｅ）では……

そして、生活（Ｃａｒｅ）。永源寺地域は、高齢化が進んだ地域である。ここで往診などを行ないながら、この地域で生活するために必要なことが見えてきたように思う。

例えば、私たちが行なっている医療や介護には、医療保険や介護保険といった公の制度がある。また、それ以外にも貧困や生活環境で困ることがあれば、生活保護や施策といった行政からの支援がある。これらの制度は都市部も田舎もほぼ同等に受けることができる。

しかし、私が最も重要と感じているのは、公の制度ではない。ボランティアや「お互いさま」といった個人のつながりである。幸い永源寺地域には、ご近所さんとのつながりや、ボランティアの方々、地域の自治会組織などといった「お互いさま」の部分が多く存在している。これは、我われ専門職にとってはとても頼りになる存在だ。つまり、我われ医療者を含めた専門職の仕事と地域のつながりである「お互いさま」の橋渡しがうまくできていれば、誰もが安心して生活できるのではないか。たとえ年老いても、認知症になっても、障がいを抱えていても、あるいは独り暮らしであっても、その地域で安心して生活することができれば、過ごしやすい地域となるのではないか。

「お互いさま」でずっと続く

経済的な成長や物質的な満足も大切だが、地域における社会活動の持続性も同様に、あるいはそれ以上に重要だと思っている。自分たちの子や孫たちが大人になる三〇～六〇年後、永源寺地域に住む人たちが「お互いさま」で支えあっている生活、つまり食（Ｆｏｏｄ）・エネルギー（Ｅｎｅｒｇｙ）・生活（Ｃａｒｅ）の分野で自立した地域であれば、自分たちや子、孫たちが年老いても安心して生活できる地域が継続できるのではないかと思う。実際に、ここ永源寺地域では地域の人たちと私たちが「お互いさま」でうまくつながりあって、そして支えあっている。年老いても医療に頼らずに生活をすることができること、これこそが目指すべき医療、目指すべき地域だと思う。

畑に行ける楽しみが最高のリハビリ

認知症で骨粗しょう症のサカエさん

「畑に行けんようになったらワタシも終わりや」

外来に通っておられるサカエさんが、口癖のように話されていた言葉だ。サカエさんは骨がもろくなる骨粗しょう症と高血圧があり、一〇年以上前から私の外来に通っておられる。八〇歳を超えた頃から、さらに腰が曲がってきたが、「畑に行って農作業をするのがとても楽しみや」と、外来ではいつも楽しそうに話されていた。そんなサカエさんも、二年ほど前からもの忘れが多くなり、保険証を忘れたり、今もらったばかりの処方箋を失くされたりと、診療所に来るたびにちょっとした騒ぎになっていた。そんなときでもサカエさんは、にこやかに「すまんなぁ。私もボケてしまいました」と、笑顔で帰られていった。

認知症と診断されたサカエさんが、外来に通われ続けても私は構わなかったが、息子さんと相談した結果、私が月に一度定期的に訪問診療をすることになった。訪問診療だけでなく、週二回のデイサービスも利用され、それ以外の日はヘルパーさんに来てもらって薬の飲み忘れがないかなどを見てもらうようにした。私が往診に行くたびに、「腰が痛くてなにもできませんわ」とこぼされるが、ヘルパーさんの記録ノートには、「今日も台車を押しながら、畑の草むしりをされていました」と書いてある。サカエさんは、いつものように「畑に行けんようになったらワタシも終わりや」と笑って話され、農作業をすることが一番の楽しみな様子だった。

次頁の写真：認知症を抱える人も毎日、畑へ。生きがいに汗を流し、自分の役割、居場所を日々確認。田植えをしながらご近所さんが、見守っている。

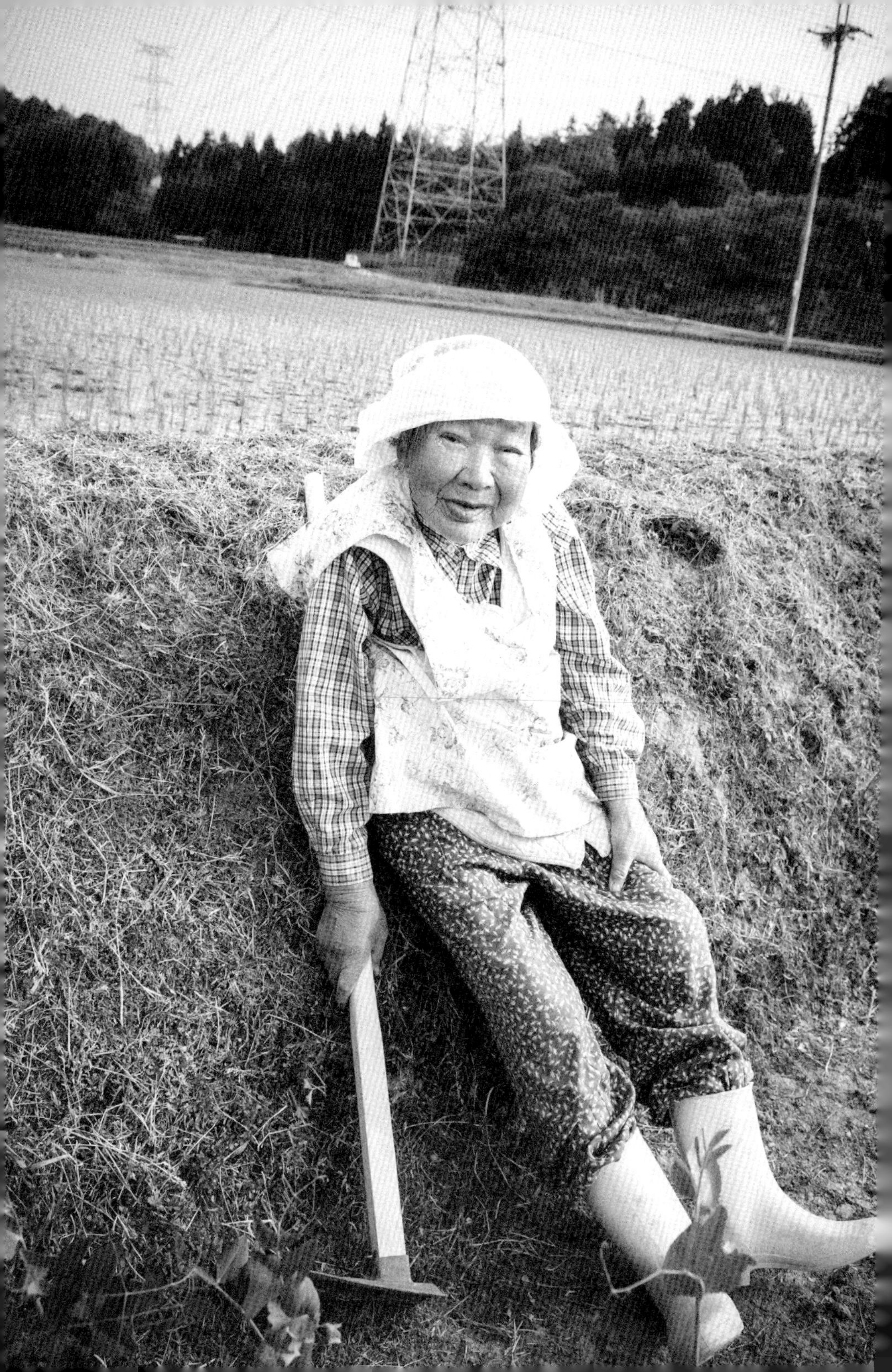

骨折して大きな病院に入院

そんなサカエさんが、田んぼの水を見に行こうとして、転倒されたのは今年の四月末。天気のいい日が続いて、田んぼの水が気になって仕方がなかったそうだ。足を押さえながらアゼで動けなくなっているのを近所の人に発見され、家に連れて帰ってこられた。入院したくない一心から痛いとは言わず黙っておられたが、歩こうと思っても歩けない。とうとう観念して診療所に連絡してきた。診察をすると骨折しているようだ。泣きそうな顔をしているサカエさんの顔を横目に、私が病院へ連絡した。レントゲン検査によると左太ももの骨折だった。手術が必要なため、サカエさんはそのまま病院に入院となった。骨折と聞いたときは本人も落ち込んでおられたが、手術を無事に終え、リハビリを頑張れば家に帰れるよ、と看護師さんに励まされたそうだ。

手術の後、私も何度か病院に見舞いに伺ったが、サカエさんが歩く練習をされているところは見かけなかった。後で聞いた話によると、病院では「一人で歩くのは危ない」との理由で、歩く訓練はされていなかったようだ。ようやく六月下旬に退院の目途がたち、病院の皆さんと退院前の話し合いをした。やはりそこでも「杖をついても歩行はダメ」「トイレはオムツにしてください」との病院の先生からの指示があった。サカエさんは、さびしそうな顔をしながらも、家に帰れることをとても心待ちにしている様子だった。

畑に行けることが、大きな回復力に

七月、退院された翌日に往診に伺った。サカエさんは病院の先生の指示どおりベッドに腰掛けながら、「牛さんのようにじっとしていますわ」と笑っておられた。一瞬、何の脈絡もない話に認知症が悪化したのか心配したが、よくよく話を伺うと、サカエさんが嫁いでこられた七〇年ほど前は、この部屋で牛を飼い、牛とともに農作業をされていたそうだ。認知症の方からもいろいろと教えてもらえることがある。そんな昔話をしながら、サカエさんは家に帰ってきたことをとても喜んでおられる様子だった。

そして二週間後、二回目の往診に伺った。じっとしていられないサカエさんは、パジャマからモンペに着替えて玄関に腰掛けておられた。私に向かってにこやかに手を振るサカエさん、何を聞かずとも日に焼けた手と顔が元気さを物語っている。何も聞かずに玄関先で診察をする。ヘルパーさんの記録ノートには「草むしりに行ってこられたようです」と書いてある。足を診察しても痛みはなさそうだ。ひととおりの診察を終えると、脇に置いたビニール袋を私に手渡し、「トマトとキュウリがたくさん採れたんで、先生持って帰ってくれ」と。満面の笑みを浮かべるサカエさんに、「ありがとう」としか返す言葉が見つからなかった。

サカエさんは、手術も含めて二カ月あまり入院されていた。「一人で歩くのは危ない」と言われていた病院でのリハビリ生活。それから家に帰って二週間。このわずかな間に、サカエさんの回復ぶりは思わず目を細めてしまうほどのものだった。我われが歩けないと思っていた人が歩けるようになり、ベッドで座っているだけの生活から畑に行く楽しみを持てる生活に変わった。骨折した足の状態もよく、一番心配していた認知症も進行していない様子だ。サカエさんにとっては、施設でのリハビリに通うこと以上に、畑に行くことのほうが何よりの治療になっている。

医療で解決できることはじつは少ない

私が大きな病院で仕事をしていたときは、外来にこられる患者さんの血圧や血液検査のデータを見ながら、この病気をいかに治療しようか、これ以上悪くならないように医療ができることはないだろうか、と思案することが多かった。しかし、診療所に来てからは、医療でなんとかしようという考えは少なくなったように思う。外来に通っている患者さんや往診しているお宅で、こちらが予想もしないような出来事に驚かされることが多い。医療で解決できない問題であっても、日常の生活で解決できる方法がたくさんあることを教えてもらったように思う。

サカエさんからいただいたトマトは、とても甘くておいしかった。

そして、サカエさんの口癖である「畑に行けんようになったらワタシも終わりや」は、秋になった今も続いている。

最期までいつもと同じように

脳腫瘍と診断された一〇歳のよっちゃん

十二月になると、思い出す一人の男の子がいる。

「よっちゃん」は、野球が好きな小学四年生の男の子。運動は苦手だったが、イチローが大好きで、休みの日にはいつもグローブを持って外で遊んでいた。そんなよっちゃんが、「ボールが二つに見える」と言ったのは、春休みにお父さんとキャッチボールをしているときだった。ボールを取ることが苦手なよっちゃんだが、言い訳をしたのはこのときが初めてだった。お父さんも「明日、眼科に行ってメガネをつくらないといけないな」と、その日は笑ってキャッチボールを終えた。

翌日、眼科の先生からもらったのはメガネではなく、脳神経外科への紹介状だった。病院では、何人もの先生が診察し、ＭＲＩという暗くて大きな音のする機械にも入った。初めて話をする先生や、初めて見る機械、血液検査など、びっくりすることの連続だった。そこで診断された病気は「脳腫瘍《のうしゅよう》」という小学四年生には、難しすぎる病気の名前だった。

その後、よっちゃんは大学病院に入院したまま一学期を迎えた。一クラスしかない小さい学校なので、クラスが替わることはなかったが、だんだんと不安が大きくなっていった。皆、新しい教科書でどれくらい勉強しているのだろうか、野球チームの試合結果はどうなんだろう、いろいろ考えた。入院中にも友だちから

次頁の写真：進行性の難病を抱えても、きょうだいや友だちは等身大で接してくれた。亡くなった後も、みんなの胸の「ポッケ」にいる。

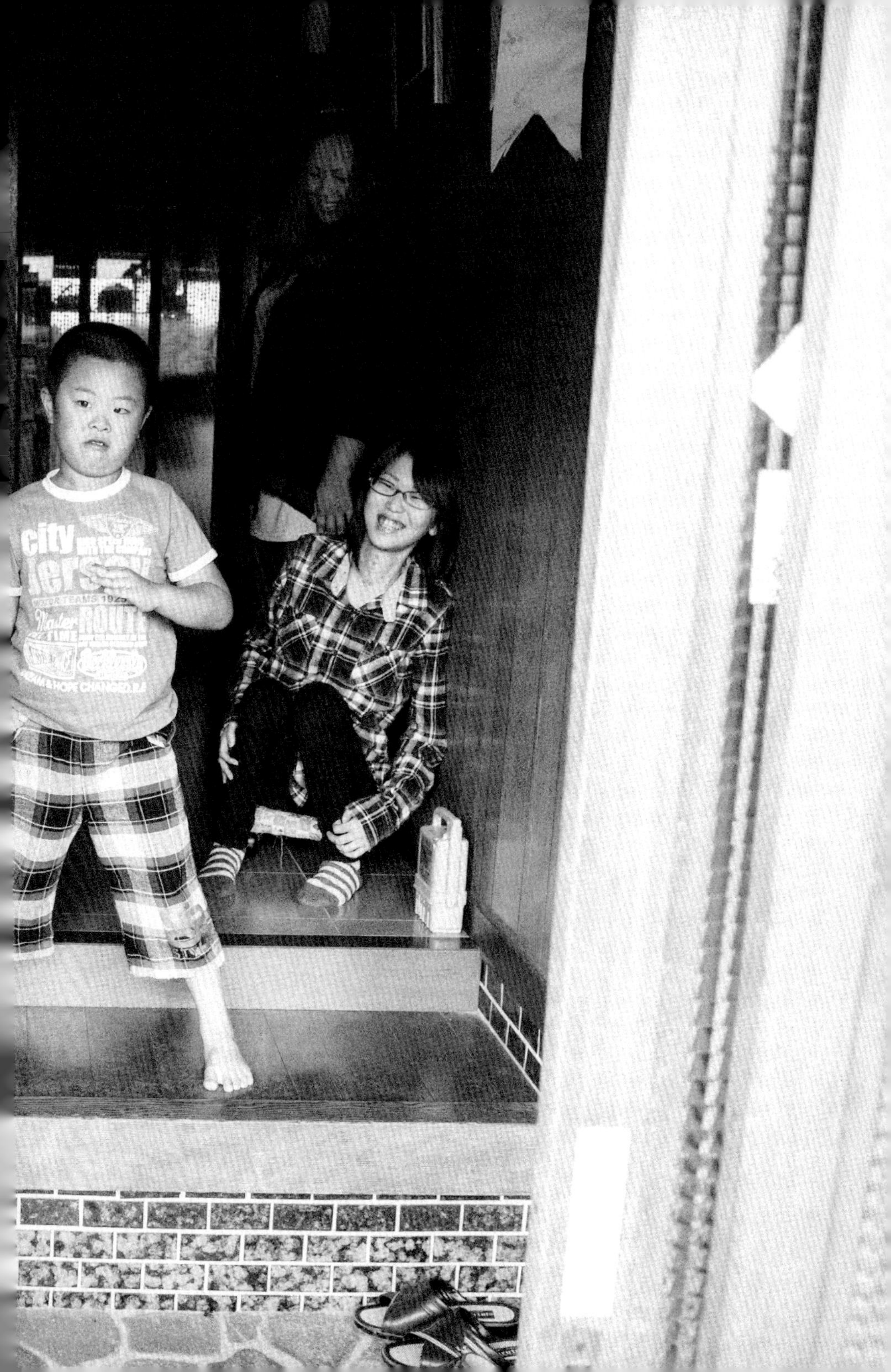
city

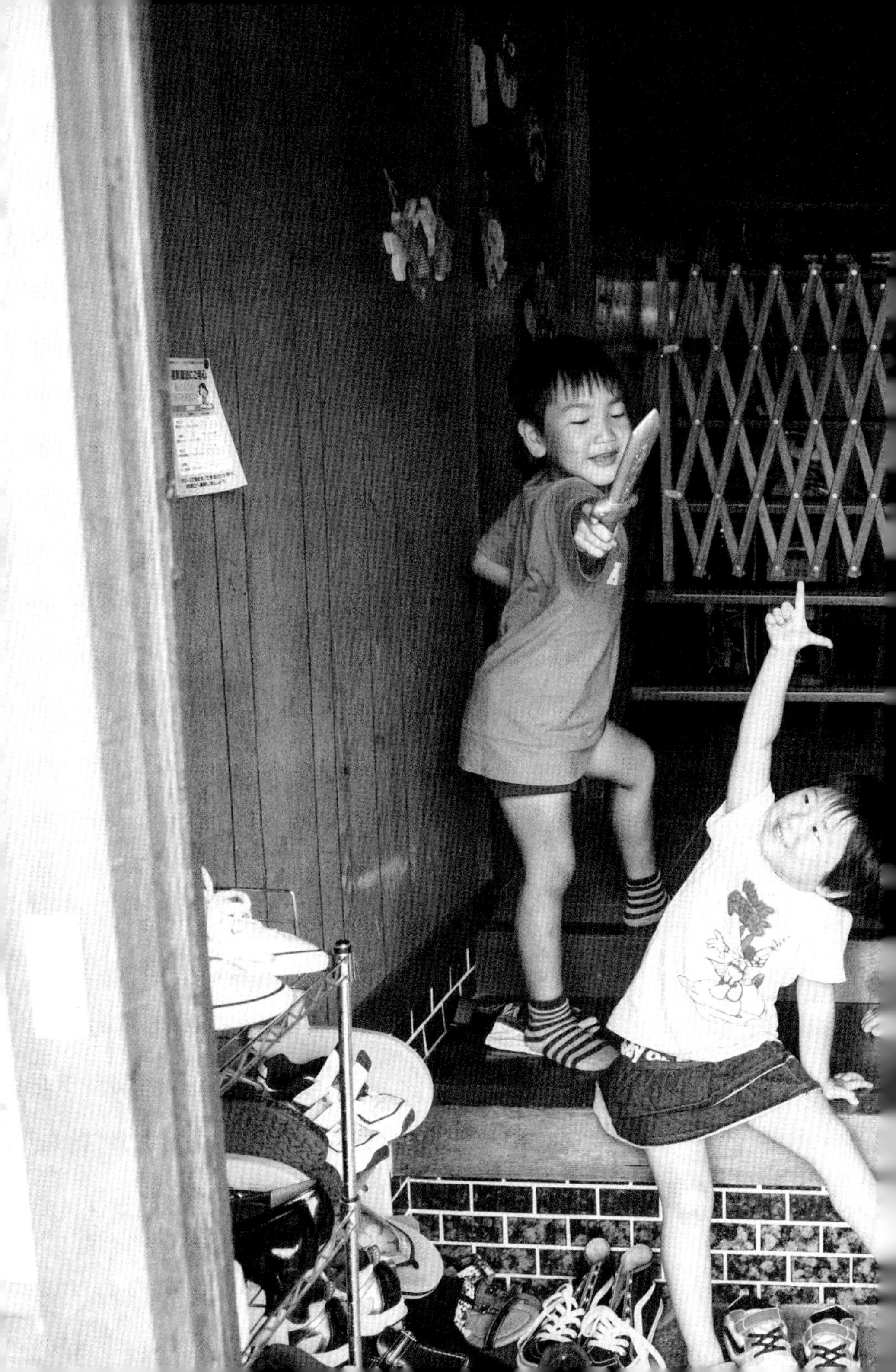

は、「がんばれよ」と書いたお手紙ももらったが、皆に会えることはなかった。

三カ月後、よっちゃんの脳腫瘍という病気は、最新の薬でも、大学病院にある最新の放射線の機械でも治らない病気だと両親に伝えられた。お父さんとお母さんは悩んだ。治らない病気なら病院にいても仕方がない。しかし、このまま治療をあきらめていいのか、病気の進行をただ眺めているしかないのか……、でも、よっちゃんに「帰ろうか」と言ったとき、彼は「家に帰れる！」とバンザイして喜んだそうだ。

いつもと同じように遊ぶ仲良し三人組

大学病院の先生から私のところに連絡があったのは、梅雨も明ける頃だった。病院の先生からの連絡では今は外来に通っているが、徐々に病気が進行しているので私に往診をしてほしいとのこと。その後、両親が診療所に訪ねてこられ、入院までのことや入院中の経過、そして退院後の不安などをお話しされた。そのときはお父さんもお母さんも、「この先どうすればいいのかわからず、ワラにもすがる思いで診療所に来た」とおっしゃっていた。

七月、初めてよっちゃんの家に伺った。よっちゃんは、ベッドで横になりながら私に挨拶をしてくれた。とても礼儀正しく、笑顔の素敵な男の子というのが私の第一印象だ。その後、往診に行くたびに症状は進行し、一カ月の間に手足が徐々に動かなくなりご飯も食べられなくなってきた。あまりの進行の速さに、ご両親が病状を受け入れておられるかどうか心配になったが、とても冷静に、そして、よっちゃんのことをいつも一番に考えておられた。

その後、薬も飲めなくなったので、点滴が必要となり、首の近くの太い血管から点滴を始めた。よっちゃんは点滴をしながらも近くの夏祭りに出かけたり、家から見える花火を見たり、普段の夏休みと同じような生活を送ることができた。

そして、我われ以外にもよっちゃんを支えていたのは、病気になる前からいつも遊んでいた仲良し三人組。ある日、往診の最中に「よっちゃん、遊ぼ〜」といつものように遊びに来た。彼らはよっちゃんの部屋でテレビゲームを始め、よっちゃんもニコニコしながら一緒に画面を見つめていた。一時間ほど遊ぶと、「また来るね」と言ってバイバイをして帰っていった。

もし、我われ大人が病を患っている人を見舞うとき、普段と同じように接することができるだろうか？ましてや、治療が困難な病気であればなおさらである。しかし、子どもたちは、いつもと同じように遊びに来て、いつもと同じようによっちゃんに接してくれた。よっちゃんにとっても、家にいることが当然なことと感じられたひとときではなかっただろうか。子どもたちにとって、重い病気を抱えていても、よっちゃんはよっちゃんなのである。

よっちゃんが教えてくれたこと

十二月、とうとうお迎えのときが来た。よっちゃんは、自宅でお父さんとお母さん、おばあちゃん、妹、看護師さん、医師に見守られながら、一〇年という短い人生を終えた。

私がよっちゃんとお付き合いしたのは半年ほどであったが、よっちゃんはお父さんお母さん、おばあちゃん、妹、友だち、保健師さん、看護師さんなど多くの方に支えられていた……と、思っていたのだが、思い返すとそうではないことに気づいた。

よっちゃんは、私たちに病気を抱えていても特別扱いせず、普段どおり接することの大切さを教えてくれた。身体が動かなくなっても家にいる喜びを笑顔で表現してくれた。そしてなにより、命の大切さを身をもって教えてくれた。

病気や障がいを抱えていても、特別扱いせず、今までと同じように生活できる喜びというものは大人も子どもも変わりない。そのことをよっちゃんは教えてくれた。我われがよっちゃんを支えていたのではなく、我われを支えてくれていたのはよっちゃんだったように思う。よし、よっちゃんの分も頑張って生きていこう！　そんな気持ちになる十二月である。

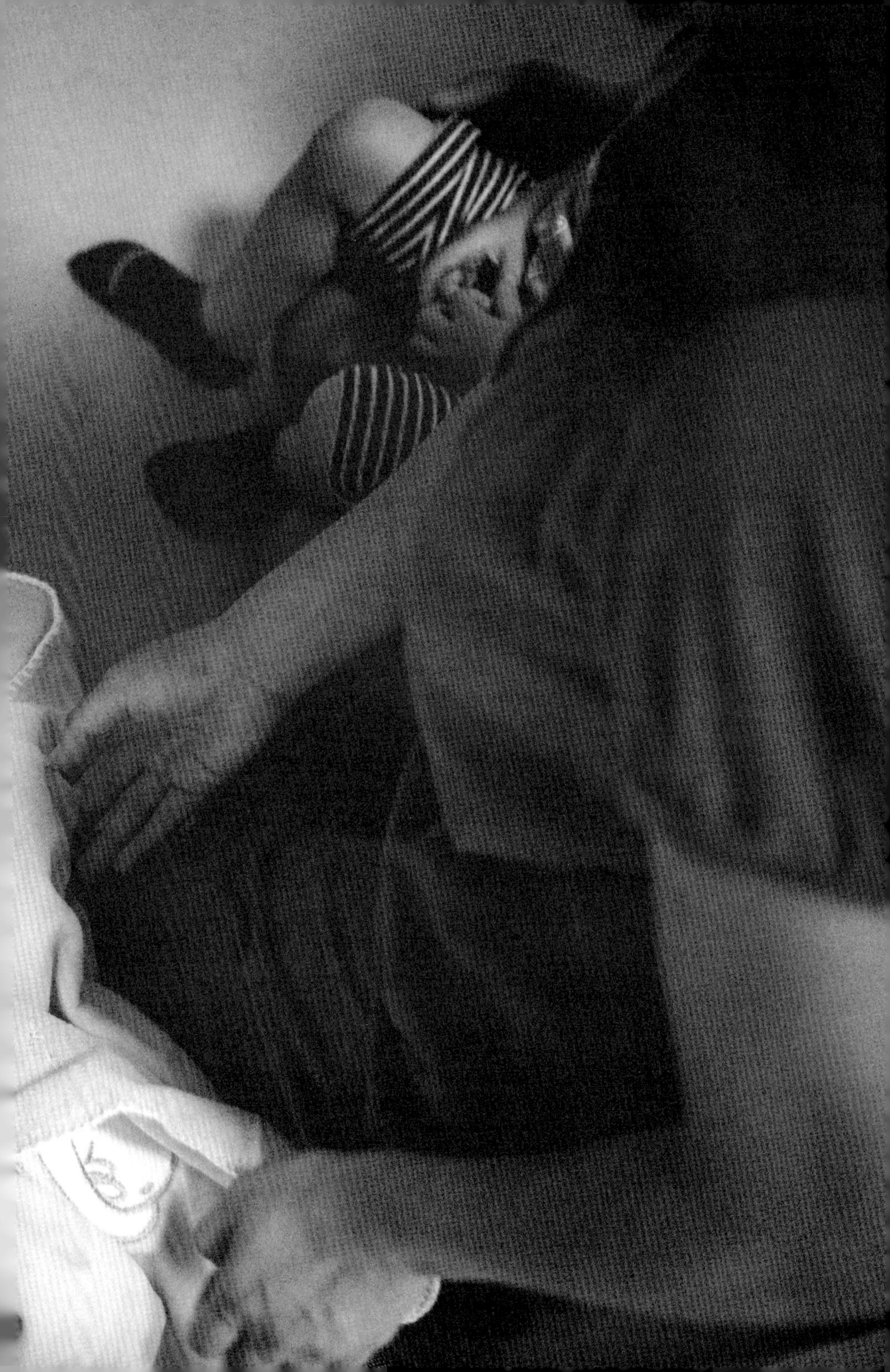

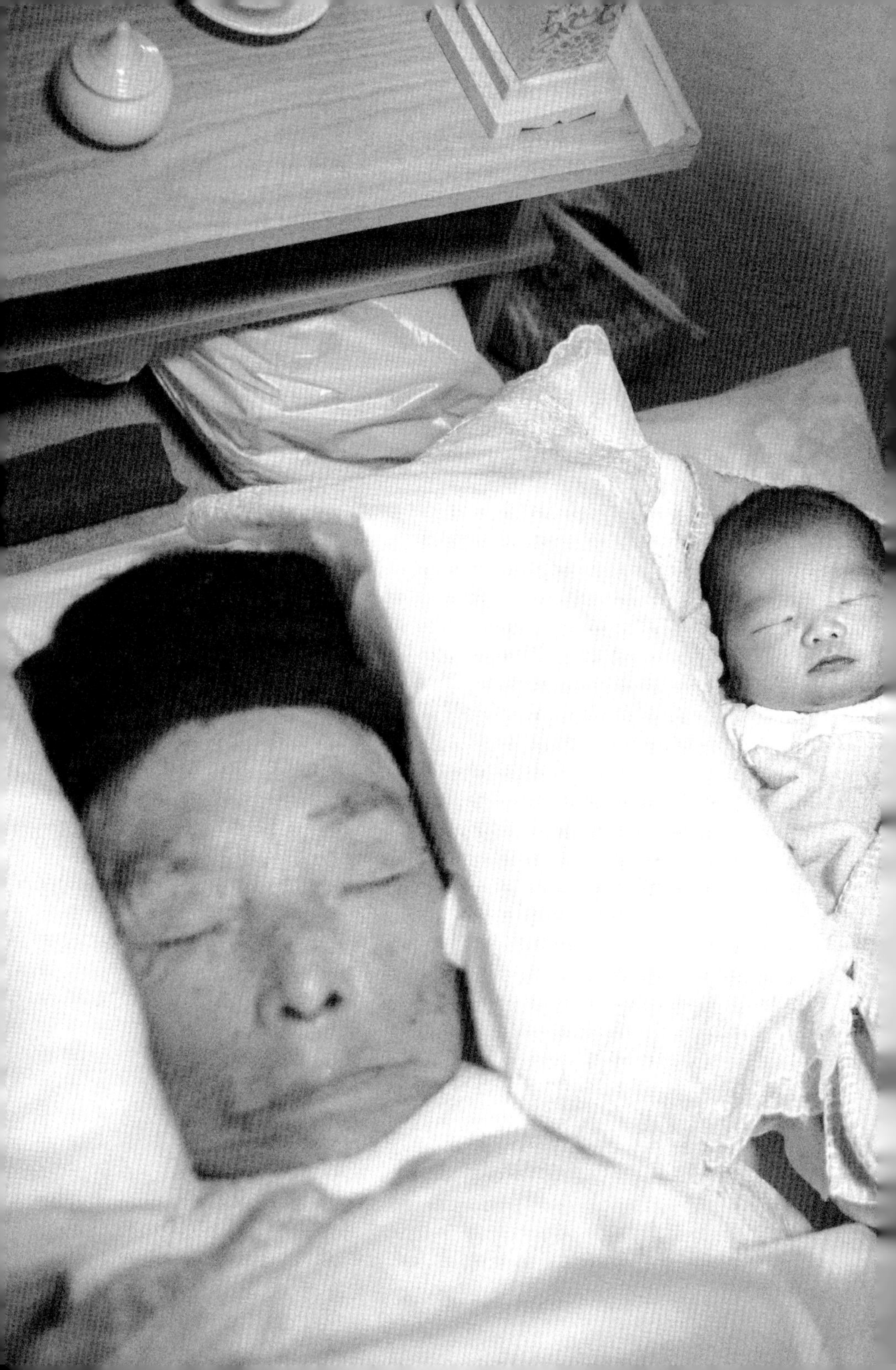

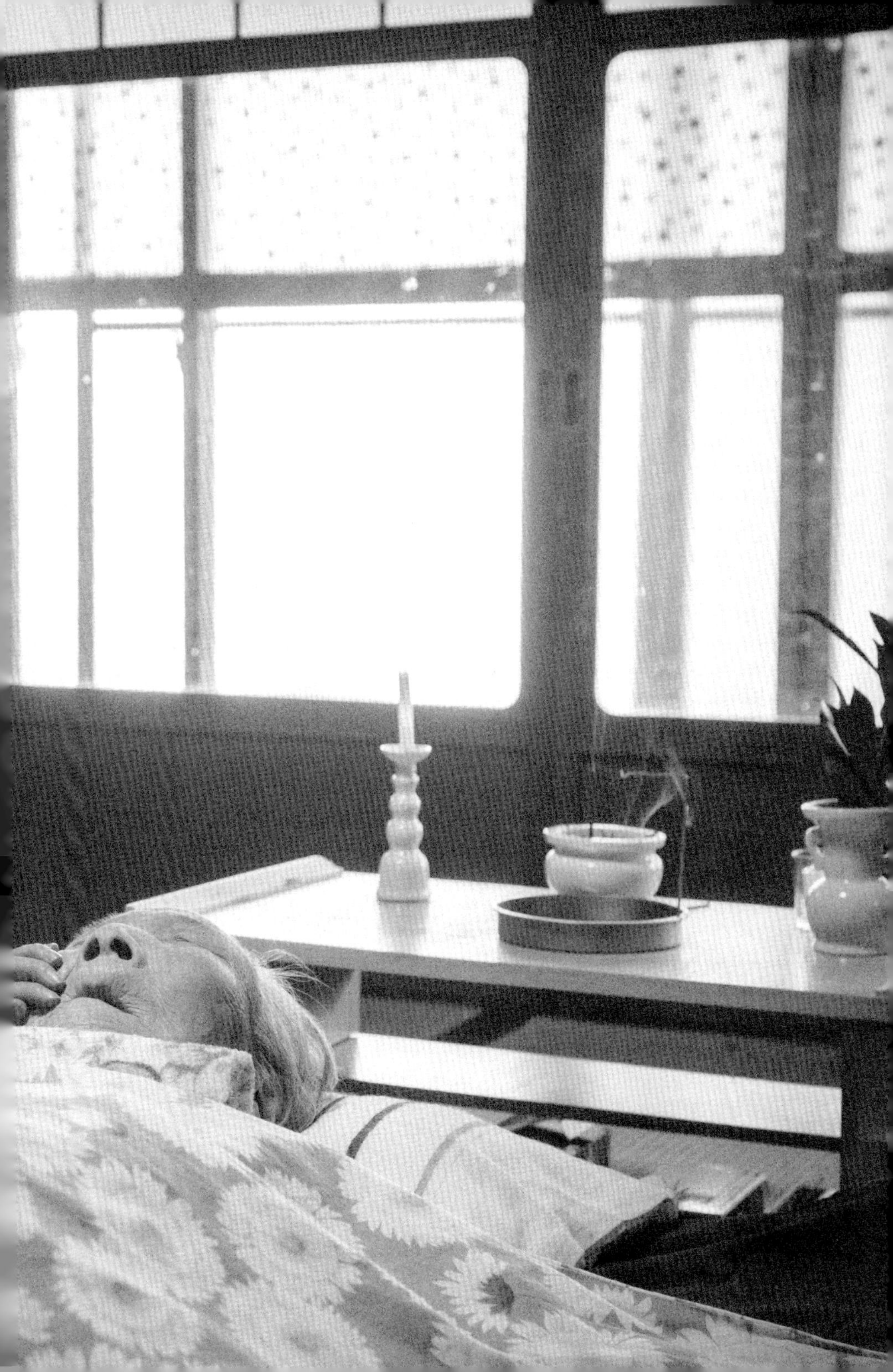

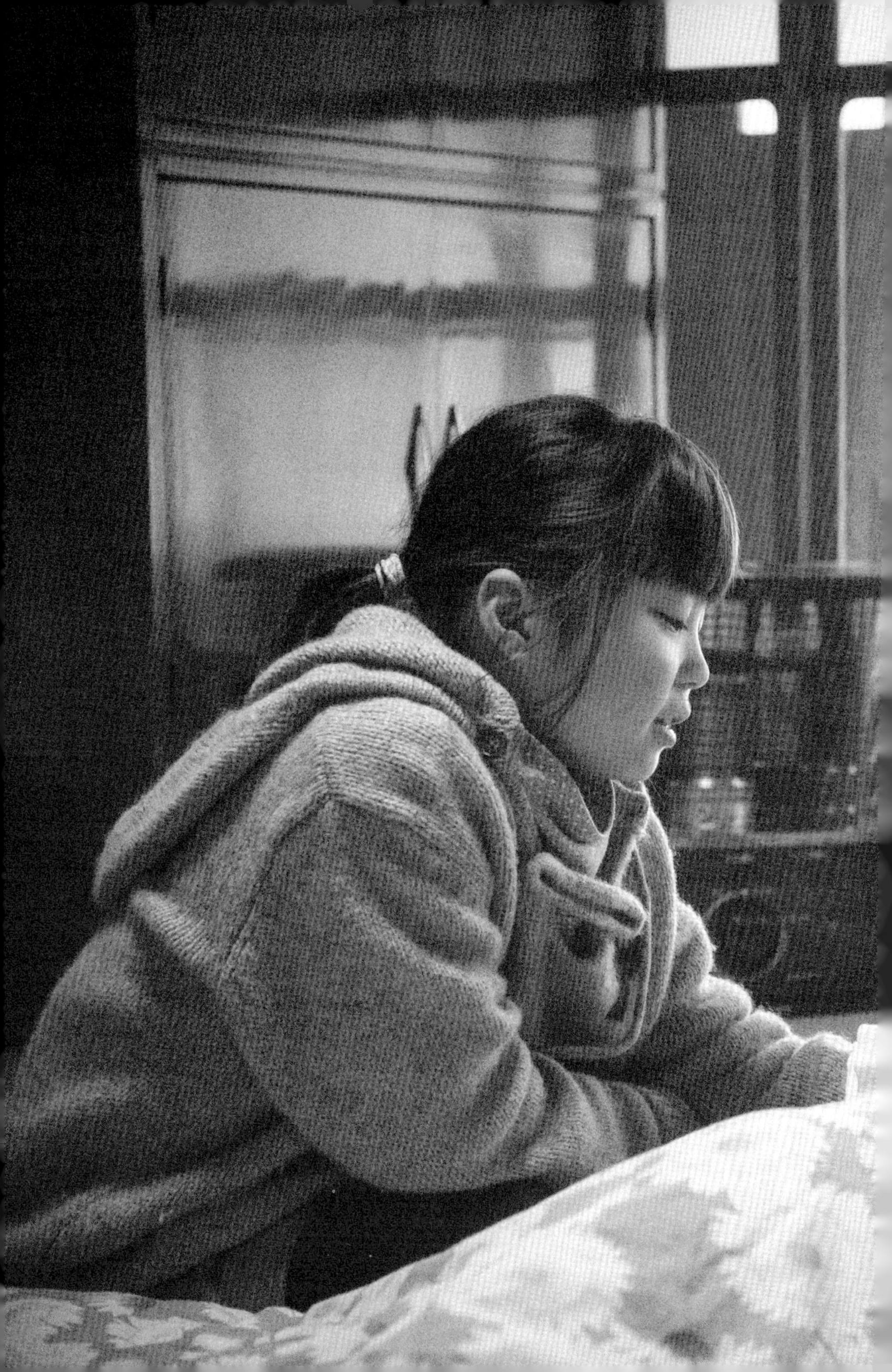

第三章

住み慣れた家で最期を迎えるために

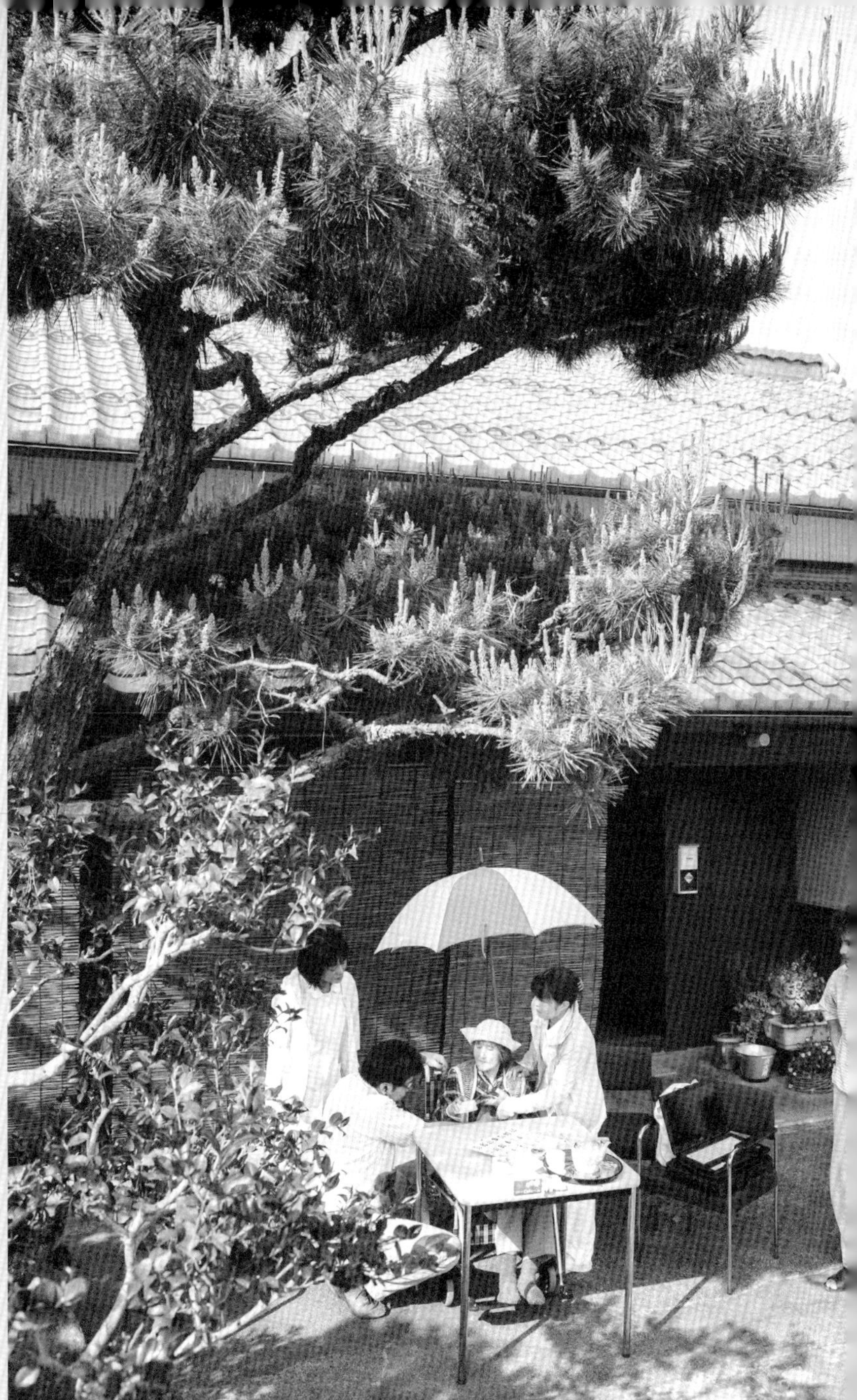

幻の名医よりも、近くのかかりつけ医

「地域医療」のスーパーマンになりたかった

一六年前、田舎にある診療所に赴任した頃、おぼろげに自分はこんな医師になれればいいな、とイメージを持っていた。

診療所に医師は一人しかおらず、責任は重い。医師に課せられる技術はもとより、知識、そして知恵も大切。どんな病気であっても患者さんを断わらず、なんでも診る。患者さんの話を丁寧に聴き、あらゆる検査を駆使して診断を下す。診療の最後には、病気や治療のことをわかりやすく説明する。自分では手におえない病気であれば、専門の病院に紹介し、病院の先生から「診療所の○○先生からの紹介ですか、○○先生、とてもいい先生ですね」と信頼も厚い……。そんな「地域医療」への夢だ。

以前勤めていた大病院では、「いかに難しい病気を診断し、治療するか」を第一と考えていた。もちろんそれも大切なことなのだが、診療所に赴任してからは、医療だけでは解決できないことがたくさんあることを知った。

看護師さんの一言に救われて

外来での診療で最も大切なことは問診である。自分は、外来で患者さんから一生懸命に話を聴こうとしていたが、患者さんたちは看護師さんや受付の事務職員さん、薬局さんに、私に言わないようなことを話していることに気づいた。もちろん世間話や姑さんの愚痴をこぼすこともあったが、中には、「先生には内緒にしといて」と看護師さんに本音を吐露されることも。自分は聴く耳を持っているつもりなのに話してもらえない。なぜこっちを向いてくれないのか、悩んだ。そんなあるとき、一人の看護師さんから言われた。

「先生、誰にでも先生に言いにくいことはありますよ。私たちが代わりに聴いておきますから」

すべてのことを医師が解決しようとしなくてもいいんだ、自分の目や耳の代わり、そして手足になって動いてくれるスタッフがいる。そんなふうに考えられるようになったとたんに楽になった。医師だけが病気を治しているのではないことに、ようやく気づき始めたときでもあった。

そして今、私が外来で患者さんと話をするときは、病気の問診というよりも普段のおしゃべりに近い。

「今の季節、畑で何をつくってるんですか？　重いものを持って腰や膝は痛くないですか？」

「聞きましたよ。グラウンドゴルフ大会で優勝したんですって、すごいですね！」

「お孫さん、今度は小学生ですよね。大きくなりましたね」

そんな具合に自分の患者さんのことだったら、病気のことはもちろん、どこに住んでいて、誰と一緒に暮らしているのか、そして息子さんご夫婦、お孫さんの顔や名前まで思い浮かべることができる。人によっては、家から離れたところであっても、どこに畑があるのかも知っている。

これは言い換えると、病気のこと以外に、患者さんの生活や地域のことに関心を持てるようになったということだ。それで病気を治すことはできないかもしれないが、患者さんの心を癒し元気を増やすことはできる。そう気づいた。やはり、大病院に勤務しているときは、病気しか診ていなかったのだとつくづく感じる。

次頁の写真：「いつも、ありがとさんです」。医者一人にできることは限られていても、みんながいる。心強い「チーム永源寺」がある。在宅死の全国平均が１割強なのに比し、永源寺地域では自宅で命をまっとうする人が半数にのぼる。

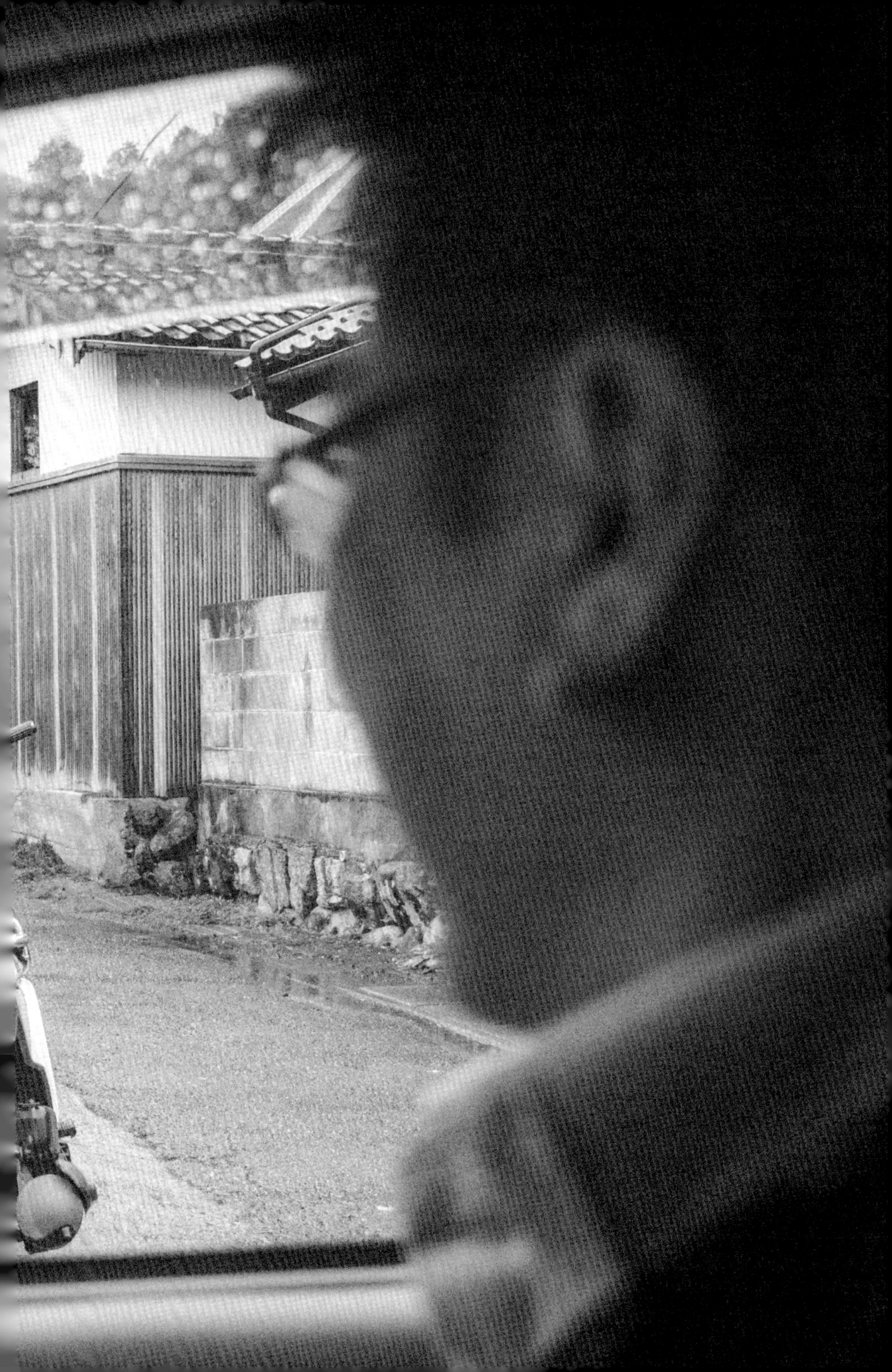

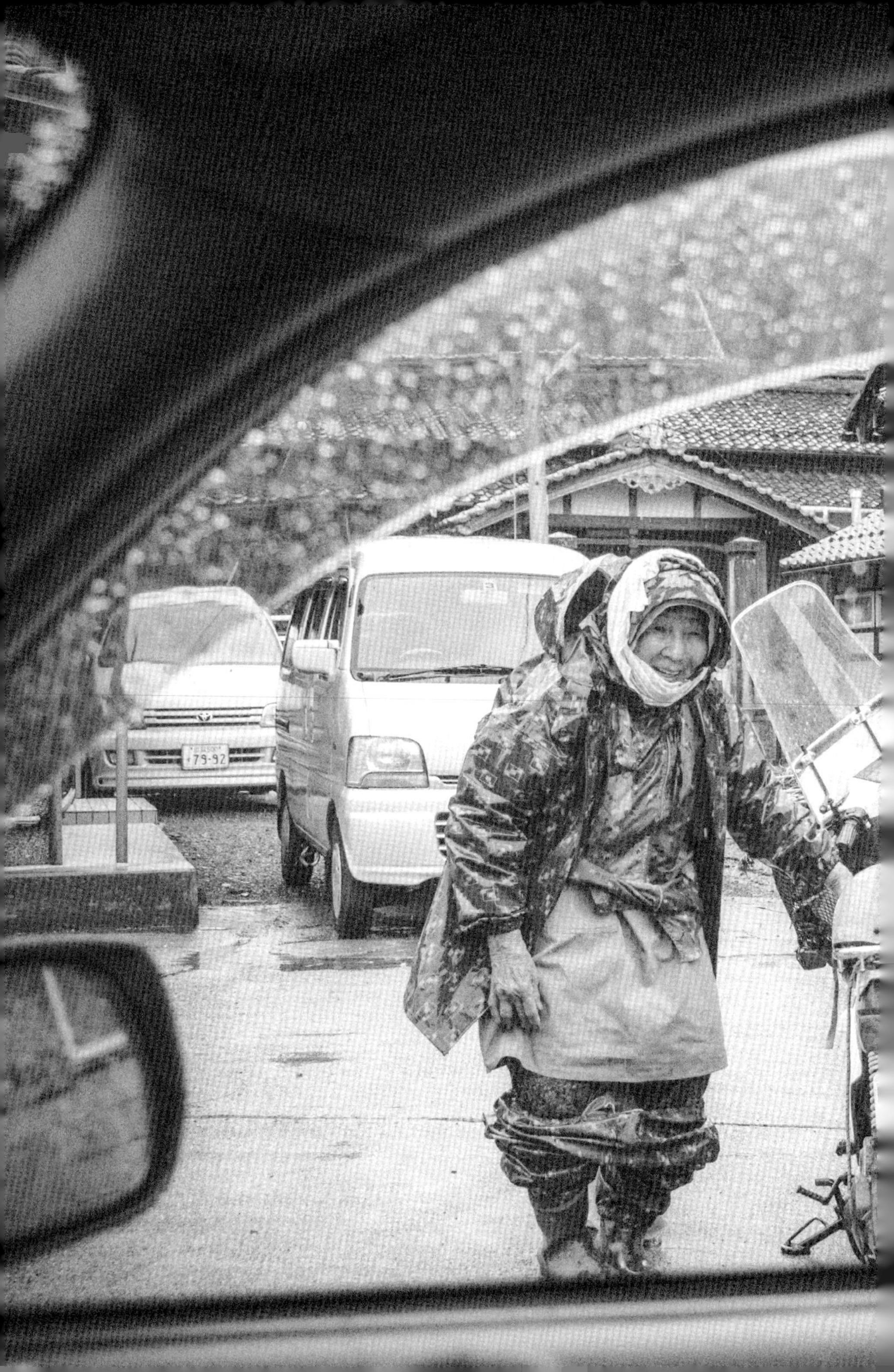
79-92

カルテには病気以外のこともたくさん

午後は往診の時間、診療所に来ることができない患者さんたちのところへ赴く。地域の人たちも診療所の往診車を知っていて、私が車を運転していると手を振ってくれたり、声をかけてくれたりする。天気のいい日は、途中の道路でおしゃべり中のおばさまたちとよく遭遇する。

「先生、往診か？」

「ご苦労さんやな。私の家はそこやから、なんかあったら往診頼むわ」

「私は、そっち」

「ワシの家はここや」

「あはははは……」

（いやいや、心配しなくても皆さんの家はちゃんと知ってますよ）

地域の人たちは、高齢になって診療所に通えなくなっても施設に入るのではなく、家で過ごすことを当然のことと考えている方がほとんどである。私は外来で患者さんと話したことをカルテに書き留めている。病気以外のこと、とくに自分の生きがいや大切にしていること、そして歳をとってご飯が食べられなくなったときに病院に入院したいのか、それとも最期まで家にいたいと思っておられるのか、診察室でお話しした内容をちゃんと一人ひとりのカルテに書き留めている。たとえ、そのときにしゃべれなくなっても私から家族に本人の思いを伝えるためだ。

みんなで支える「地域包括ケア」

私は難しい病気を治療したり、神の手と言われるような手術をしたりすることはできない。しかし、今の医療では治らない病気であっても、皆さんが家で生活したいと希望されれば寄り添うことはできる。奥さんや家族が介護に困っていたら、相談にのり一緒に考えることができる。老衰でご飯を食べられなくなっても、往診してそばにつくことぐらいはできる。

私がこの地域で仕事をするうちに、地域の人たちが望んでいるのは、難しい病気を治療する名医よりも、最期まで寄り添ってくれる医師ではないか、そう思えるようになった。たとえ病気が治らなくても、最期まで自分らしく、そして住み慣れた地域で過ごしたい、そう求められているようだ。

だから、私は一人ひとりの患者さんだけでなく、永源寺という地域全体を診たい。たとえ大きな病院がなくても、皆さんの一軒一軒のお宅が病室であり、道路が廊下、携帯電話がナースコールであればいい。

そして、それを支えるのは、たった一人の医師ではなく、看護師さん、薬剤師さん、介護のヘルパーさんやケアマネージャーさん、市役所の方やその他たくさんのスタッフと、永源寺に住む地域の人びとだ。

私に求められているのは、神の手ではなく、地域の皆さんと一緒に考え、ともに汗を流し、同じ方向を向いていること。そのような地域の皆でお互いを支えあう「地域包括ケア」というものがあれば、年老いても安心して生活できる地域ができる、そのように信じている。

ご近所さんも介護チームの一員

九三歳、がんばり屋のそよさん

「おおきに、おかげさんで元気になりましたわ」

九三歳になるそよさんの顔には、ようやく安堵の表情が戻っていた。

戦争で旦那さんを亡くされてから、女手一つで息子さんを育てながら、家をきりもりされてきた。そして息子さんが独立したあとは、長年独り暮らしだったが、八〇歳を超えたあたりから不整脈や心臓病などで診療所に通院するようになった。それでもメガネもかけずに針仕事をされたり、趣味の切り絵をされるなど、八〇歳とは思えないほどとても元気にされていた。

しかし、三年前の雪の降る朝、灯油の入ったポリタンクを持とうとして自宅の土間で転倒してしまった。幸い、訪ねてきたご近所の方に発見され、救急車で病院へ。レントゲン検査で、太ももの骨が骨折していると診断されたが、手術も無事に終えて一カ月ほどで退院することができた。退院後は、杖が必要になり、一人ではバスに乗れなくなった。洗濯やお風呂も手助けがいるのでヘルパーさんにも頼んでいるが、それ以外のことは自分一人でされている。月に一度、私が往診をしているが、とても元気なおばあちゃんだ。

具合が悪くなると弱気になってくる

そんなそよさんの具合が悪いと、ご近所さんから連絡があったのは一週間前の金曜日の朝のことだった。いつもなら、とっくに着替えてご飯もすまされている時間なのに、カーテンすら閉めっぱなし。ご近所さんが心配して訪ねていくと、そよさんはベッドで横になられたまま……。慌てて診療所に連絡をしてきた。

私が午前中の診察を終えて往診に伺ったときには、県外に住んでおられる息子さんも駆けつけてきて、にわかに慌ただしい雰囲気となっていた。体温と血圧を私が測り、胸の聴診をしているうちにそよさんの目が潤んできた。高熱が出ているのと、今まで一人で寂しかったことで、急に涙が出てきたようだ。私が症状を尋ねても「だいじょうぶ」としか答えられない。心の中で病気と不安がごちゃ混ぜになっているようだ。

幸いにも病状はさほどひどくはなく、今すぐに入院しなければならない状態でもない。しかし、そよさん自身の気持ちも確認するために、「家で治療することもできますが、入院しますか？」と尋ねた。すると「どうしよう……」と細い返事。普段から「入院しない」と言っておられるそよさんの気持ちも十分わかっているので、入院は勧めず「家で治療しましょう」と提案した。しかし、息子さんも仕事があり、つきっきりで介護するのは難しいとのこと。そよさんは天井を眺めながら、頭の中には不安という言葉だけがぐるぐる回っているようだった。

そよさんを支える地域の人たち

病気の症状を薬で治すことはできても、それだけで心配や不安を取り除くことはできない。「一人で家にいても大丈夫」というそよさんの安心を取り戻すために、いろいろ考えた。普段は週二回しか来てもらって

次頁の写真：近づく最期を息子や孫娘が見守るなか、ご近所さんが次から次にやってきた。「今までありがと、お疲れさん。わしらももうすぐ追いつくから、先にあっちに逝って皆で待っといてや」。

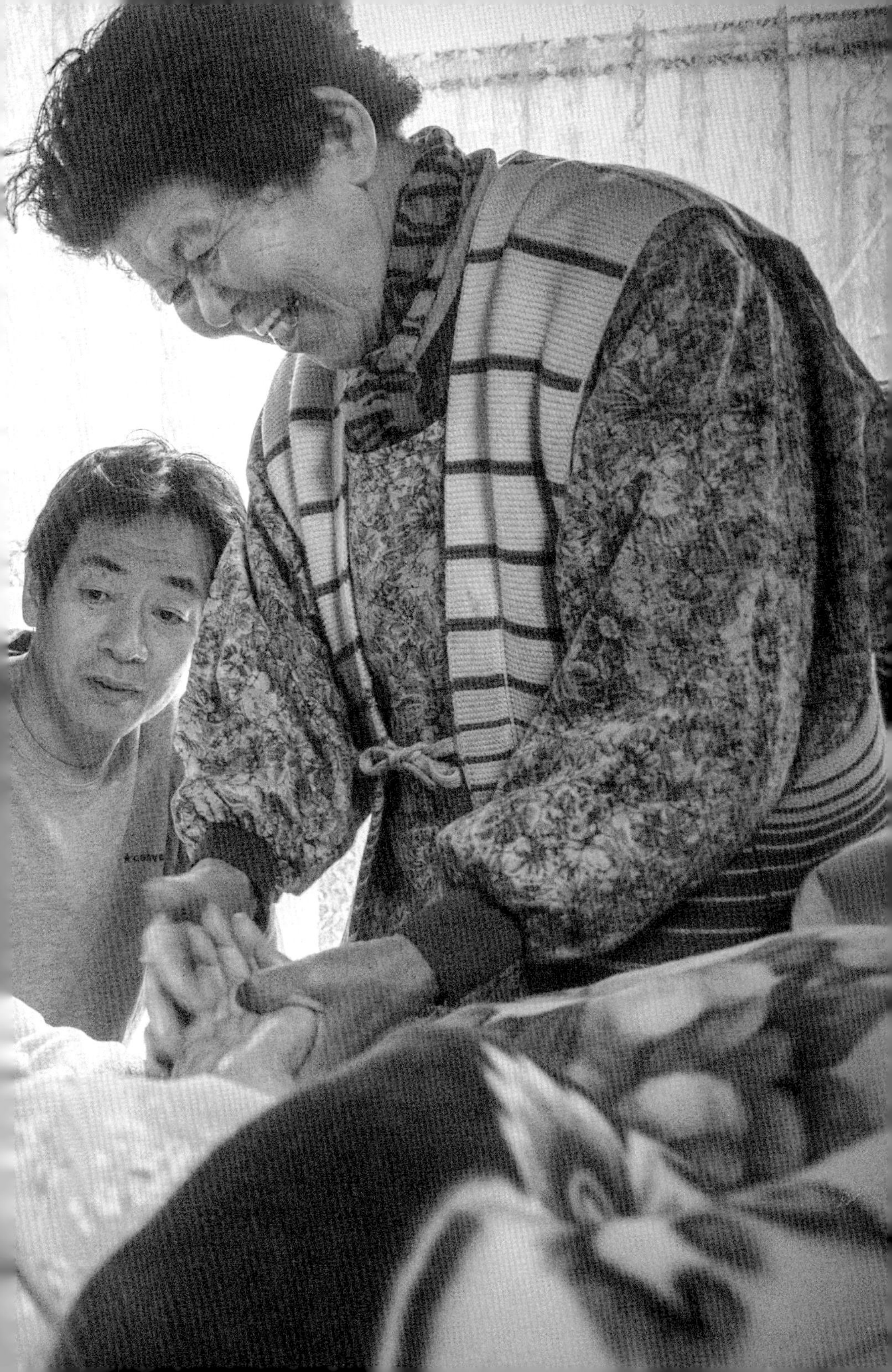

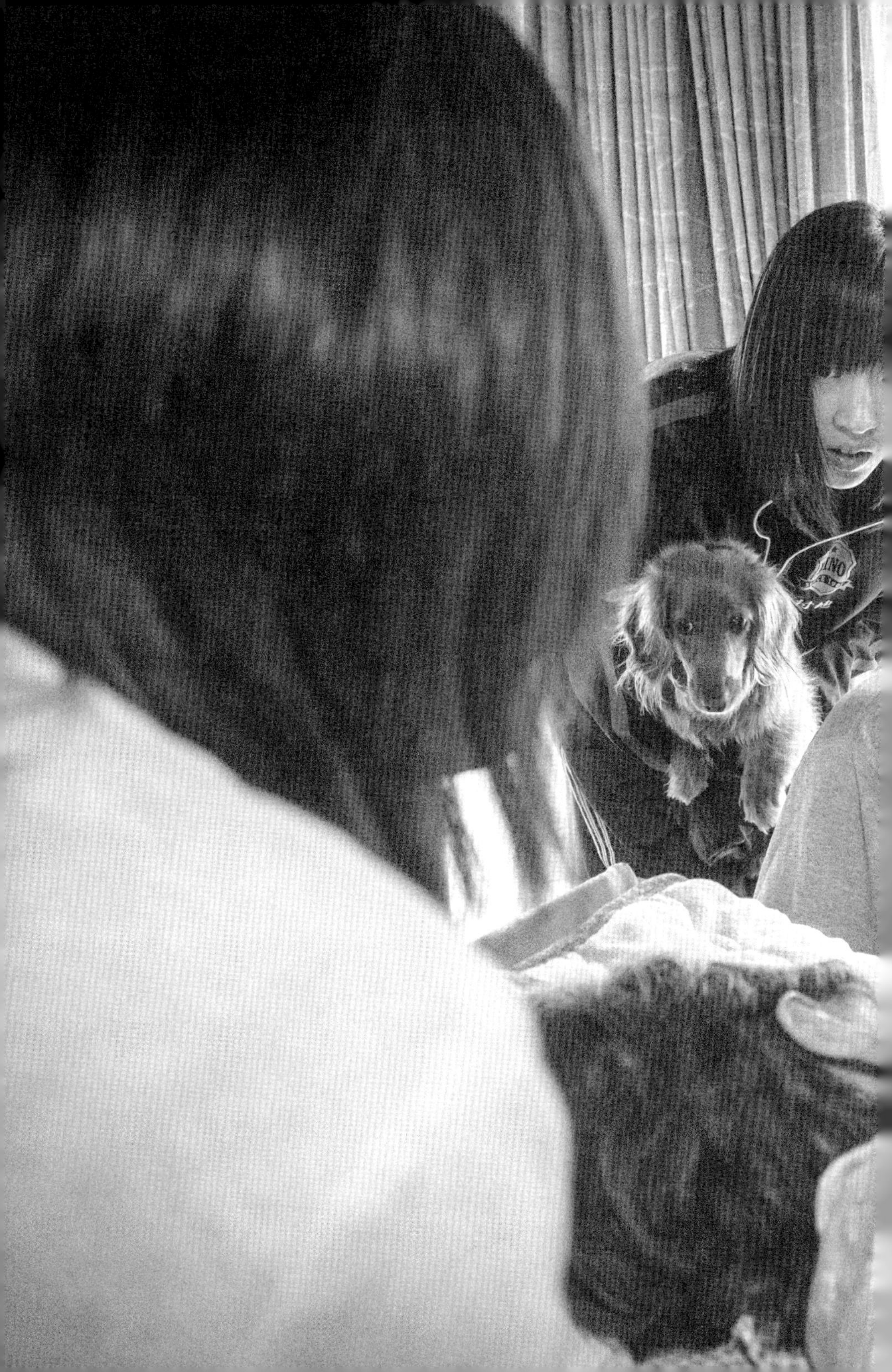

いないヘルパーさんに週末も来てもらえるように手配した。夕方には薬局さん（薬剤師）が家まで薬を配達してくれると連絡があった。私は明日も往診に来ることを約束した。そして、ケアマネージャー（介護支援専門員）さんからご近所さんにそよさんの様子を覗いてもらうように連絡してもらった。

そう、在宅医療というのは医師一人で行なっているものではない。訪問看護師さんは医師の代わりに患者さんを訪問し、血圧を測ったり具合の悪いところがないか看てくれる。ヘルパーさんは入浴の手伝いや熱の高いときには身体を拭いてくれたり着替えを手伝ってくれたり、またご飯の食べられないときには食事を食べる介助をしてくれたり、洗濯や掃除、冬の間はストーブの灯油入れなど、生活で困ったときのお手伝いをしてくれる。薬局さんは薬の副作用はないか、飲み忘れはないか確認し、飲みにくければどのような飲み方がいいのかアドバイスしてくれる。そして、ケアマネージャーさんは、そよさんにかかわる介護スタッフ皆をまとめてくれる。さらに、地域の顔なじみであるご近所さんまでもが、そよさんを支えるチームの一員なのだ。

しかし、このように看護師さんや介護に関わる皆さんをはじめ、ご近所さんまでつながりがあるのは、永源寺くらいだけかもしれない。

田舎の煩わしさと安心感

都会と違って、私の住んでいるような田舎はとても不便である。交通の便も悪く、買い物をするにも近くにお店がないので、遠くまで行かなければならない。そのようなこと以外にも、ご近所の付き合いや地域の行事、古くからのしきたりなど、決して楽なものではないはずだ。しかし、そのような煩わしさも、将来、自分たちが安心して生活するための蓄えと考えることはできないだろうか。

若いときには誰に頼らずとも一人で生活することができる。しかし、年老いて身体が不自由になっても、もの忘れが出てきたとしても、住み慣れた地域で、そして顔なじみのご近所さんや医療・介護のスタッフに支えられて生活できることへの準備と考えればどうだろう。お金を払って施設に入り、見ず知らずの人と一緒に生活するよりも、安価で安心できる生活を送ることができるように思う。

金額の多寡であらわすことは決してできないが、少なくともそよさんが送られてきた人生、そして今まで永源寺に住み続けてこられた理由は、そこにあるのかもしれない。そよさんはいつも「私は最期までここにいる」と言われているが、「死ぬために家にいる」のではない。最期まで自分らしく「生きるために家にいる」のだと思う。それを支えるのが、我われ医療・介護スタッフ、そして、ご近所さんたちなのだ。

ご近所さんの心配りがなによりの支え

そよさんが熱を出した翌日、ヘルパーさんが訪問してくる前に、ご近所さんが訪ねて来てくれたそうだ。「ケアマネさんから、具合が悪いって聞いたけど、どうや？　飯は食べられてるか？」

普段は一人で気を張って生活されていても、熱が出たり具合が悪いときに心細くなるのは誰しも当然のことだろう。しかし、看護師さんや薬局さん、介護スタッフの支え、そして、なによりご近所さんが気にかけてくれたことが、「とても心強かった」とそよさんがおっしゃっていたのが印象的だった。

一週間後、しばらくぶりに私が訪問したとき、庭の隅にあるザクロの木がたわわに実っていた。玄関を開けると、にこやかに笑ったそよさんが椅子に座っておられ、「おおきに、おかげさんで元気になりましたわ」と。もうすっかり元気になられたようだ。帰り際に「なにかあったら、また連絡くださいね」と伝えると、そよさんが庭のほうを指差し、「ザクロ、もらって帰ってください」とにこやかに言われた。息子さんが生まれて間もない頃にそよさんが植えたザクロの木も、ご近所さんと一緒にそよさんを見守ってくれているような気がした。

病院と在宅ケアをつなぐＭＳＷという仕事

抗がん剤の治療をやめて家に帰りたい

「先生、ちょっと往診を頼みたい人がいるのですが、お願いできますか？」

電話をかけてきたのは、近くの病院のＭＳＷ（メディカル・ソーシャル・ワーカー）の前田さん。

「今、入院中の方なんですが、退院したら先生に往診してもらいたいって、ご家族からのお願いなんです……」。前田さんにこの相談をしてきた鈴木さんは、三年前に肺がんと診断され、手術後も入退院を繰り返し、抗がん剤の治療を受けていた。

しかし、再発を繰り返し、なかなかよくならない。そして今回はがんも大きくなり、息苦しさもひどくなってきた。もうそろそろ抗がん剤の治療をやめて家に帰りたいとのこと――。「治療をやめる」ということは、命を断ち切るようで患者さんや家族からなかなか言い出せないことだが、ＭＳＷの前田さんに相談をするうちに、鈴木さん本人が「残された時間を家で過ごしたい」と、自分の気持ちを吐露されたようだ。

「病院内のかゆいところに手が届く」ような存在のＭＳＷという仕事

ところでＭＳＷという仕事を皆さんはご存じだろうか？　例えば手術の前に説明を受けるとき、本人も家族もたいていは緊張する。そのために主治医の先生は丁寧に図なども描いて説明してくれるのだが、それでもなかなか理解できないことがある。説明を聞きながらうんうん頷いていても、じつは頭の中ではよくわからなかった、なんてことがある。そんなとき、必要とあらばMSWさんは手術の説明に同席してくれて、主治医の先生に直接聞きにくいことや難しい医学用語などもかみくだいて説明してくれる。

また、こんな場合もある。手術が無事に終わっても治療やリハビリは続くわけだが、その間、何気なく過ごしている普段の生活にいち早く戻れるようにいろいろな手だてを講じなければならない。しかし、病気によっては治らないものや後遺症が残るものもある。最後まで病院にいるよりも、退院して自分に合った場所を探したほうがいいときもあるだろう。病院を退院しても介護などが必要だと、誰に相談していいのかわからない。こんなときにも相談にのってくれるのがMSWさんだ。

退院して家に帰った後は、必要とあらば介護のサービスを手配してくれたり、往診してくれる診療所の医師を紹介してくれたり、役場の手続きが必要であればその説明もしてくれる。

そう、MSWさんの仕事とは、入院中も退院後も自立した生活を送れるように総合的な支援をしてくれるというもので、言わば、「病院内のかゆいところに手が届く」、そんな存在なのだ。

家族にも話しづらいことがある

前田さんから電話で紹介してもらった鈴木さんは五〇歳で脱サラし、独学で洋ランの栽培を始め、二〇年以上にわたり今の仕事を続けてこられた。しかし、病気になってからは息子さんに仕事をすべて任せ、自分は治療に専念されていた。その間、奥さんや息子さんから、ランの様子を聞いてはいたが、いつかは帰ってまた仕事をしたいと思っていた。

しかし、治療を続けているうちに抗がん剤が効かなくなり、副作用だけが強くなってきた。家族はなんと

次頁の写真：生きるために家に帰る。病気は治らなくとも、老いは止められなくとも、元気を大きくすることはできる。寝たきりだったおばあちゃんは、ひ孫が生まれると、起き上がり、抱っこするまでになった。

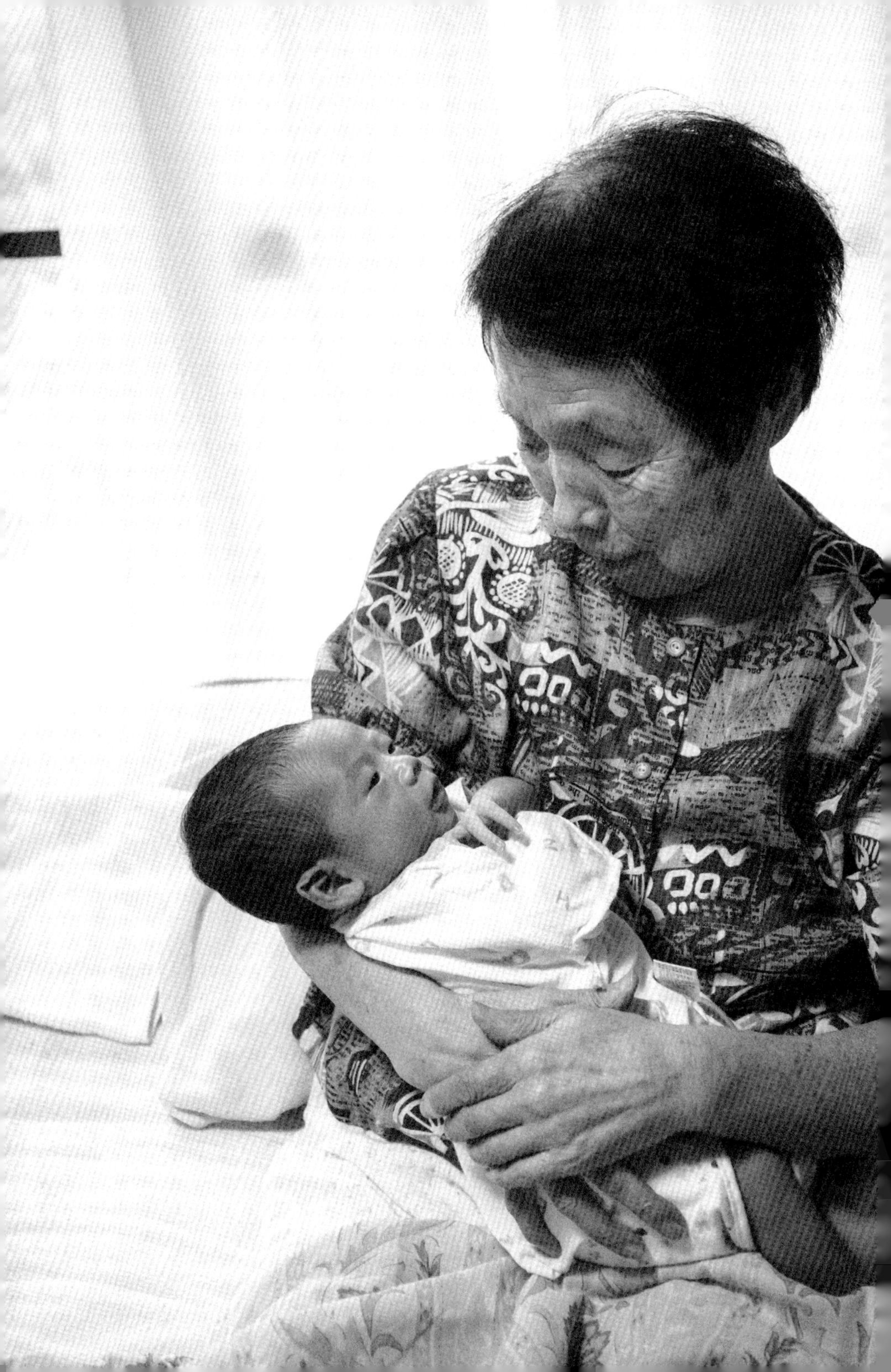

かよくなってほしいと願う反面、入院している姿を見続けているのも辛かったそうだ。でも、そのようなことは本人の前ではなかなか言い出せない。そんなとき、鈴木さんの話を聞いてくれたのが、ＭＳＷの前田さんだった。

鈴木さんは「本当は家族のためにも病気を治したいと思っているが、治療がダメなら最後に今までつくってきたランの花たちを見たい」と、前田さんにこぼされた。

病院は、病気の診断と治療を行なう場であるが、病気がすっかりよくなって出ることができるというケースばかりではない。場合によっては病気を抱えたまま退院しなければならないこともある。そんなときでも見放すことなく寄り添ってくれる人、それがＭＳＷさんなのだ。

満面の笑みで、「家で最期を迎えます」

ＭＳＷの前田さんから電話があった数日後、鈴木さんが家に帰るにあたっての会議を病院で開いた。集まったのは鈴木さんご夫婦、病院の主治医の先生、病院の看護師さん、退院後に訪問してくれる訪問看護師さん、私と診療所スタッフ、そして前田さん。

会議では病院の先生から今の病気のことを伺った。抗がん剤が徐々に効きにくくなり、肺がんが進行していること、肺に水が溜まって呼吸が苦しくなっていること、そして今後がんが進行し痛みや息苦しさがひどくなる可能性があると説明があった。

訪問看護師さんからは、奥さんだけでは心配な介護のお手伝いをすることができること、そして私からは、痛みや苦しみがあっても、往診して家でも使える在宅酸素やそれを取り除く薬が処方できることなどを説明した。そのような話を鈴木さんと奥さんは前田さんの隣でうんうんと頷きながら聞いていた。

そして、ひと通りの説明が終わったとき、私から鈴木さんに質問した。「鈴木さん、病気が進行してご飯が食べられなくなったらどうしますか？」。すると、鈴木さんは、よくぞ尋ねてくれたと言わんばかりの満面の笑みを浮かべ、「家で、花（ラン）と一緒に最期を迎えます」と、はっきりと答えられた。皆が納得した瞬間だった。

死ぬためじゃなく、生きるために家に帰る

医学は進歩し多くの「病」を治せる時代になった。患者さんの中には不老長寿も夢ではない時代が来るだろうと思っている人もいるかもしれないが、「老い」を治す方法すら見つかっていないのも事実である。

人の一生を考えてみると、ほとんどの人生には「生・老・病・死」がある。言い換えると、「病」だけではなく、「老」や「死」も含めて人生のはずだが、皆さんは生活の場面から「老」や「死」を遠ざけすぎてはいないだろうか。人生には、「老」や「死」に対して目を背けることができない場面が多々あるが、決してこれらは辛いこと、悲しいことばかりではないと思う。裏を返せば、老いや病を抱えた人びとが一生懸命に「生きている」という場面でもある。

「がんが治らなくても、死ぬために家に帰るんじゃない、生きるために家に帰ってくるんだ」。前田さんにそう話しながら、鈴木さんは退院した。

この原稿を書いている今日、鈴木さんは息子さんがつくったランを眺めながら、元気に家で暮らしている。

治療の限界を認めた総合病院の先生

貧血⁉　いや胃がん

「おじゃましまーす」

玄関を開けて右に進んでいった部屋が、茂子さんの部屋だった。

夫と二人で農業に精を出し、家をきりもりされてきた茂子さんは、今年で七二歳。二人の娘たちが家を離れた後も、農作業や趣味のパッチワークを楽しみにされていた。一〇年前に夫が他界してからも、ご近所さんと一緒にパッチワークを楽しむ日々が続いていた。そんな何気ない日常のことにも息切れを感じるようになったのは、昨年三月のことだった。畑を耕したり、家の掃除をするだけでも息が上がる、「歳のせいかな?」、そう感じたが、一度近くの総合病院で検査を受けることにした。

息切れの原因は貧血――。

「ただの貧血か」とほっとした茂子さんに、総合病院の酒井先生は胃カメラの検査を勧めた。今までなんの症状もなく、がん検診すら、ほとんど受けたこともなかった茂子さんも先生にお任せするしかなかった。胃カメラだけではなく、レントゲン、エコー、CT、次々に検査は進み、すべての検査が終わった後、酒井先生から「結果は娘さんと一緒に聴きに来てください」と言われた。

一週間後、茂子さんが娘たちと一緒に聴いた診断名は「胃がん」。がんの細胞は胃だけではなく、肝臓や

次頁の写真：患部だけでなく、その人の人生をみて、寄り添う。すべてを背負えはしないけど、看取った一人ひとりを心に刻む。そんな医者が増えるよう、研修を積極的に受け入れる。

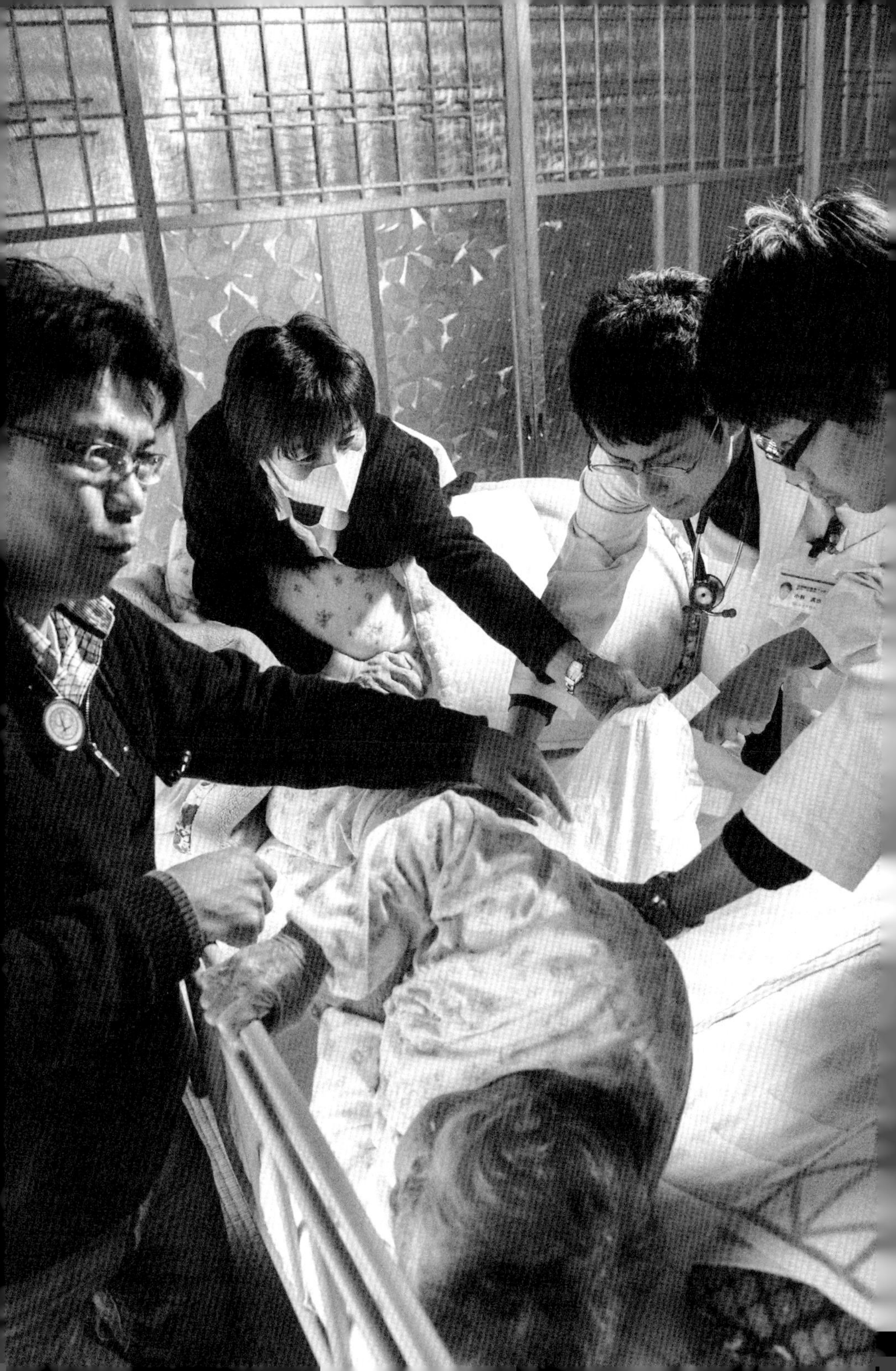

肺にも転移している「早期ではない胃がん」だった。茂子さんは「あー、やっぱり」と、思いながらも心はとても落ち着いていた。しかし、一緒に説明を聴いていた娘さんたちは、できるだけ命を延ばしてほしいと涙ながらに酒井先生に訴えた。

茂子さんは治療に消極的な気持ちとは裏腹に、娘たちの気持ちを無下に退けるわけにもいかず、しぶしぶ抗がん剤による治療を選択した。幸い、治療を繰り返すうちに、検査の値も順調に下がり、お腹にたまった水も少なくなっていった。しかし、効果は長く続かず、抗がん剤も徐々に効きにくくなり、お盆の頃には再び、お腹と肺に水が溜まるようになった。

誰のための治療なのか

今回は、娘さんたちもうつむいたまま何も言い出せない。茂子さんは、「これ以上の治療はせず、できれば家に帰りたい」とはっきりと言われた。酒井先生は、茂子さんを説得しようとはせず、その日の夕方に私のところに電話をくれた。

「病院で頑張って治療を続けるよりも家に帰って自分の好きなことをしたほうが、茂子さんにとって有意義な時間を過ごすことができるのではないか」

病院での治療を続けることは難しいと、酒井先生は正直に言ってくれた。

相手の立場になって考えること――。

とても大切なことなのだが、素直に人の意見を聴くというのは難しい。とくに医師は病気の診断と治療をすること。言い換えれば、「病気と闘う」ことが仕事であるため、治療を諦めることに対してはなかなか耳を傾けないことが多いのも事実だ。

しかし、誰のための治療なのだろうか。病気だけを診るのではなく、本人や家族の気持ち、そしてなによりたちができないことをはっきりと認める。そんなことができれば、たとえその人が治らない病気を抱えていたとしても、痛めつけるような治療はせず、「生きる」ことを支えることができるはずである。酒井先生は正直に治療の限界を認め、茂子さんの言葉に耳を傾けてくれた。

病人扱いされるとよけいに具合が悪くなる

そして、退院の日が決まった。

娘さんが帰ってきて交代で実家に泊まり込もうと二人で話し合っておられたようだが、当の本人が、「泊まらんでええ」と二人を帰された。茂子さんは、自分が病に冒されているのはわかっているが、娘たちから病人扱いされてしまうと、よけいに具合が悪くなってしまうと言われた。現に、初めて私が往診したときには、茂子さんはベッドに腰掛けて「先生、今まで病気ばかり気にしていたのが嘘みたい」とにこやかにお話ししておられた。

最後になった内緒の往診

しかし、そんな元気も長くは続かず、退院して二週間ほどすると、横になっていることが多くなり、娘さんも交代で泊まるようになった。しかし、その頃には茂子さんはもう何も言われなかった。数日後、酒井先生から「一緒に往診に行っていいですか？」と連絡があり、本人には内緒で伺うことにした。

「おじゃましまーす」

玄関を入って、右の奥の部屋に入っていく。ドアを開けた瞬間、茂子さんが声にならない声で「あら」と口を動かされた。ここ数日間は横になって目を閉じている時間が長い毎日だったが、その日だけは元気がでて、いい時間を過ごすことができたようだ。

酒井先生と往診した翌日から、食事が全く摂れなくなった。目も閉じて、言葉を発せられることも少なくなった。私が「病院に行きますか？」と茂子さんに尋ねても頷かなかったが、「家にいましょうね」と言うとうん、うんと二回頷かれた。

それから数日経った日の夜、茂子さんは娘さん、お孫さん、親戚の方に囲まれて静かに旦那さんのところに旅立たれた。集まった人たちは涙を流しながらも、笑顔で見送っておられたのがとても印象的だった。

中身の濃い時間

茂子さんが家で過ごされた時間は、長さではなく、中身の濃さが違った。家に帰ってくることができたおかげで、最期まで「病気と闘う」ばかりではなく、最期まで自分らしく「生きる」ことができたように思う。たとえ治らない病であったとしても、私たちは傍らにつくことならできる。何もすることができなくても、話を聴くことはできる。

病院の先生も在宅医療を支えるチームの一員なのである。

病と生きる人生に寄り添うケアマネージャー

介護のオーダーメイドの専門家

例えば皆さんは、旅行に行くときの準備はどのようにしているだろうか。飛行機や乗り物のチケットの予約、ホテルやレストランを探すなど、個人で手配するよりも旅行代理店で申し込んだほうが、手っ取り早く手配できることは多くないだろうか。

旅行と同じように、介護の手配を家族だけで行なうのはとても大変である。例えば、訪問看護や訪問リハビリ、ホームヘルパー、デイサービス、ショートステイ、ベッドや杖、車椅子のレンタル……、こういった介護のことだけでなく、薬局や診療所、病院、市役所などとの連絡、場合によってはお金の管理を手伝ってくれる後見人の手続きなど、数多くの人たちとの連絡が必要になる。

今回紹介するケアマネージャーさんというのは、このような多くの人たちを結びつける、言ってみれば介護のツアーをオーダーメイドでつくってくれる専門家のような存在なのだ。

早く家に帰りたい

「こんにちは」

ケアマネージャーの佐藤さんが、則夫さんのお宅へやってきた。

則夫さんは、若い頃から土いじりが好きで、自宅の庭に青石をならべたり、珍しい木を植えては、花を咲かせるのが自慢だった。そんな則夫さんは、若い頃から病気がちで、糖尿病の他に心臓や腸の病気などを抱え、足の骨折などを含めると数えきれないほど入退院を繰り返していた。

しかし、入院するたびに自宅の庭の様子が気になって落ち着かず、「早く帰りたい」と、いつもこぼされていた。そんな則夫さんが肺炎で入院したのは、二年前のこと。入院した日の夜中に「ワシは今すぐ家に帰る」と言って、点滴をひきちぎって帰ろうとされた。担当の看護師さんや当直の先生が大慌てで止めに入ったものの、「帰る」は止まらなかった。

奥さんと離れて暮らす娘さんたちが呼び出されて付き添い、気分が落ち着く薬を注射されて、ようやく「帰る」はおさまり眠りについた。家では変わった様子はなかったが、入院をきっかけに認知症の症状が出てきたようだ。

翌日、病院の先生からも「病気が治ったら早く退院して、自宅での介護を考えてください」と言われ紹介してもらったのが、ケアマネージャーの佐藤さんだった。

家に帰って笑顔が戻った則夫さん

家族は急に「退院」と言われても、何を準備すればいいのかわからず、ましてや誰と連絡をとればいいのかもわからない。しかし、ケアマネージャーの佐藤さんは「大丈夫ですよ」とやさしく声をかけ、一つひとつ丁寧に説明してくれた。退院の前には、病院の先生や看護師さんと話し合い、介護用ベッドを準備してくれた。そして、退院後には往診が必要になるだろうと診療所に連絡をとり、訪問看護さんも手配してくれた。

そうして退院し、私の往診と訪問看護が始まった。熱が下がってからは、ホームヘルパーさんに来てもらい、身体を拭いてもらったり、トイレの介助をしてもらったりした。いつもと同じようにご飯が食べられるようになってからは、デイサービスに通いお風呂にも入れてもらうようになった。そして、天気のいい日には庭の様子を見るために外に出るようにもなった。

ようやく元どおりの則夫さんの笑顔が戻り、奥さんもほっと一息つくことができた。

目に見えるサービスと目に見えないつながり

ケアマネージャーさんは介護のプロだが、電話や書類だけで行なえるような仕事ではない。先ほども触れたように、人と人をつなげる仕事であるから、それぞれの職の人たちをよく知っていなければならないのと同時に、すぐに手配できる「顔なじみ」でないと融通が利かないこともある。介護のことはもちろんだが、それ以外のことにも気を利かせてくれる人が、本当に「できる」ケアマネージャーさんだと思う。

医療や介護というのは、医療保険・介護保険という「目に見える」制度で決められたところがある一方で、それだけで安心して生活することは難しいのが現実だ。じつはそれ以上に大切なことは、人と人との「目に見えないつながり」。いつでも専門のスタッフと連絡がとれる安心感だけではなく、顔見知りのご近所の方々が訪ねてきてくれる、家族と一緒に外出する、といったときにも、自分自身の役割を持ちながら「目に見えない」サポートをすることがとても大切なのだ。

つまり、在宅生活を支えるために、「目に見えるサービス」と「目に見えないつながり」をいかにオーダーメイドで共有させていくか。それが、住み慣れた地域でその人らしく生活するためには大切なのである。

次頁の写真：感謝と哀悼を込めて、佐藤ケアマネージャー（中央の男性）もエンゼルケア（死化粧、死後の処置の施術）をしてくれた。家族は深々と頭を下げた。

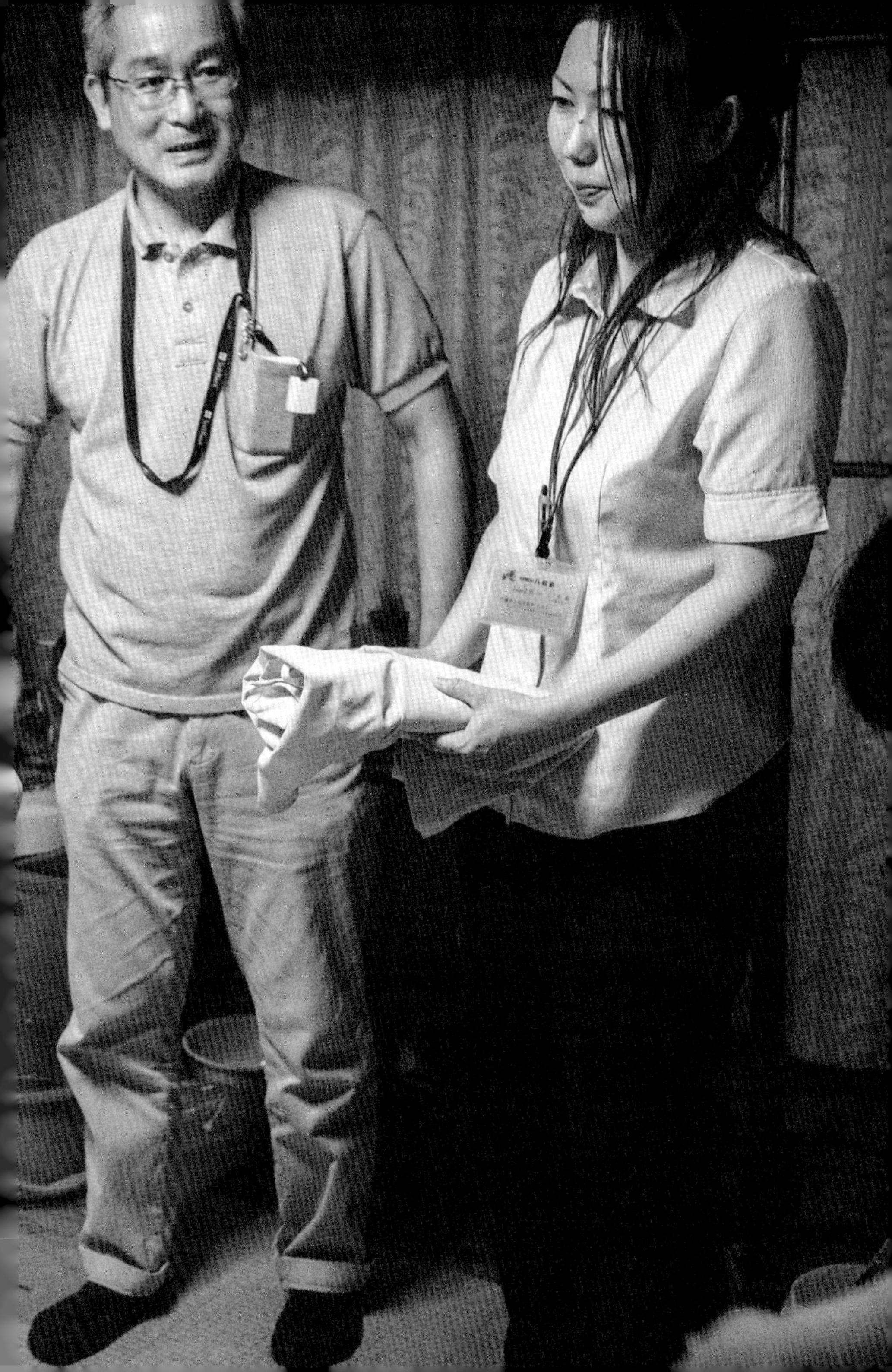

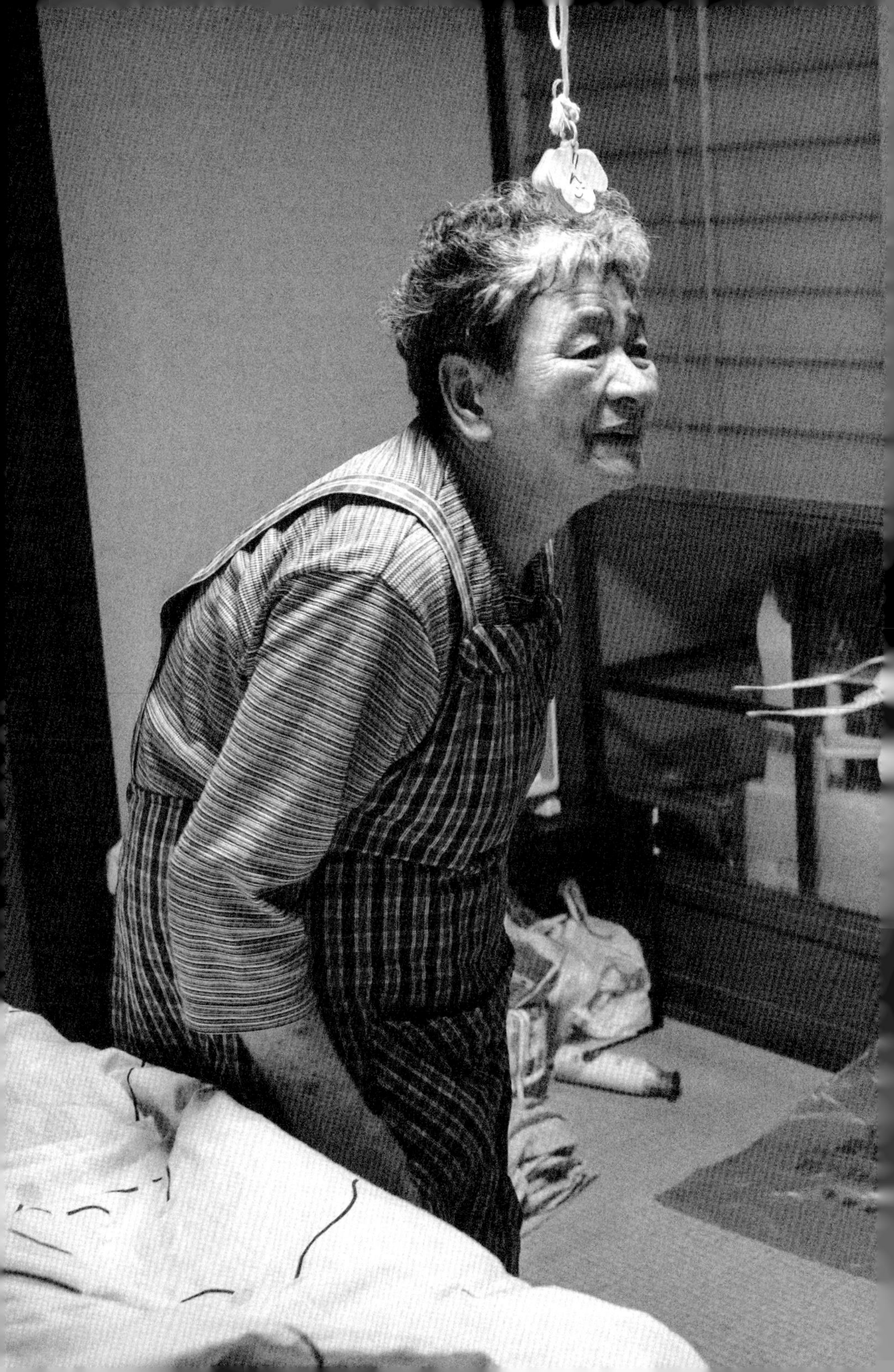

則夫さんのように病院から退院して地域に帰るということは、病気が治らないからと治療をあきらめて家に帰ってくるのではない。病気や障がいを抱えていても、その人らしい人生を送るため、住み慣れた土地で生活をするために帰ってくるのである。

節分の豆が落ちていた

この原稿を書いている今は二月だが、先日、則夫さんの家に往診に伺うと、玄関に節分の豆が落ちていた。則夫さんの家以外にも、足の手術をしたばかりの独り暮らしのおばあちゃんの家の台所、三世代で同居しているがん末期のおじいちゃんのベッド脇、老々介護でなんとか生活している超高齢のお二人さんの家の畳にも、やはり豆が落ちていた。

大腸がんの手術をしたおばあちゃんは、「節分で太巻きを食べたら胸に詰まって大変やった」「先生を呼ぼうかと思った」と笑いながら話してくれた。

皆さん、とてもお元気だ。

病《やまい》や障がいを抱えていても、日常生活のある風景。

元気な頃と同じように流れている時間。

やっぱり、家っていいよね。

そんな在宅生活を支えてくれるのが、佐藤さんのようなケアマネージャーさんたち。

皆さんに感謝である。

薬剤師さんが薬の飲み忘れを解決してくれた

間違いが許されない窮屈な世の中

「きびしいな……」

そうつぶやく人の姿を目にすることが以前より多くなった。いろんなところで一人前の大人が人前で注意されたり、叱られたりする。大人だけではない、若い人や子どもも、普段の生活のなかでも、ちょっとした間違いすら許してもらえない世の中になってきた。間違いを起こさないのは当然のことと、あらゆる人が監視している。今の世の中、どんなに立派な人であっても、ひとたび失敗をすると非難され、謝罪を要求される。ちょっとどころではない、かなり窮屈な世の中だ。

一歩間違えると医療現場でも同じような光景を目にする。間違ってはいけない。ミスは許されない。病院で働くスタッフが間違えないようにするのは大切なことだが、それを患者さんにも求めていないだろうか。本来、医療というものは人生を助けるもののはずなのに、医療を受けるために患者さんにとって窮屈になりすぎてはいないだろうか。

薬が余っているなんて言えない

病院に入院すると、部屋も窮屈だが、生活も厳しく管理される。ことに薬の飲み忘れなどはご法度である。

「心臓の薬ですから飲み忘れないでくださいね」。看護師さんから念を押された。

七五歳になる芳子《よしこ》さんが病院でもらっていた薬は全部で八種類。飲む時間も朝・昼・夕・寝る前、そして食事の三〇分前にも飲まなければならない薬まであり、しかもみなバラバラだ。幸い、心臓の検査は「異常なし」という結果が出て退院してもいいことになった。しかし、薬がまた一つ増えた。入院中は看護師さんが毎回薬を渡してくれていたからまだいいが、退院してからは自分で管理をしないといけない。六〇歳の頃であれば、自分で仕分けをして飲めていた薬も種類が増え、錠剤に書いてある小さな文字はほとんど見えなくなってきた。忙しくなくても、食前の薬やお昼の薬はついつい忘れがちになる。忘れないように気をつけているつもりだが、知らず知らずのうちに薬が余っているのだ。

退院してからも芳子さんは病院に通っていたのだが、診察のときに「薬がたくさん余っている」なんて言おうものなら、病院の先生や看護師さんに叱られるのではないか、とつい言い出せないままになっていた。

ずっと下を向いたまま

そんな芳子さんが私の外来に来たのは、田植えの準備で忙しくなる四月のことだった。

「なんか最近元気がないんです」と、親戚の甥っ子さんに連れられて診療所にこられた。一〇年前に夫が他界してからは、何でも一人でやってこられた芳子さん。家のこと、畑のこと、地域での役割もあった。しかし、今年は少し違う。楽しみにしていたグラウンドゴルフは休んだままで、農作業が忙しくなる時期になっても全く外に出ていない。毎年参加していた老人クラブの旅行にも参加しなくなったそうだ。

「腰が痛いから、あんまり動きたくないんよ」。芳子さんは腰をさすりながら、訴えた。

「ところで病院で薬をもらっているんですよね?」と私が尋ねると、

次頁の写真：訪問看護師が入らない地域にも訪問ケアしてくれる薬剤師・大石和美さんも、また、心強い存在だ。時には言いづらい本人や家族の悩みにも、応える。

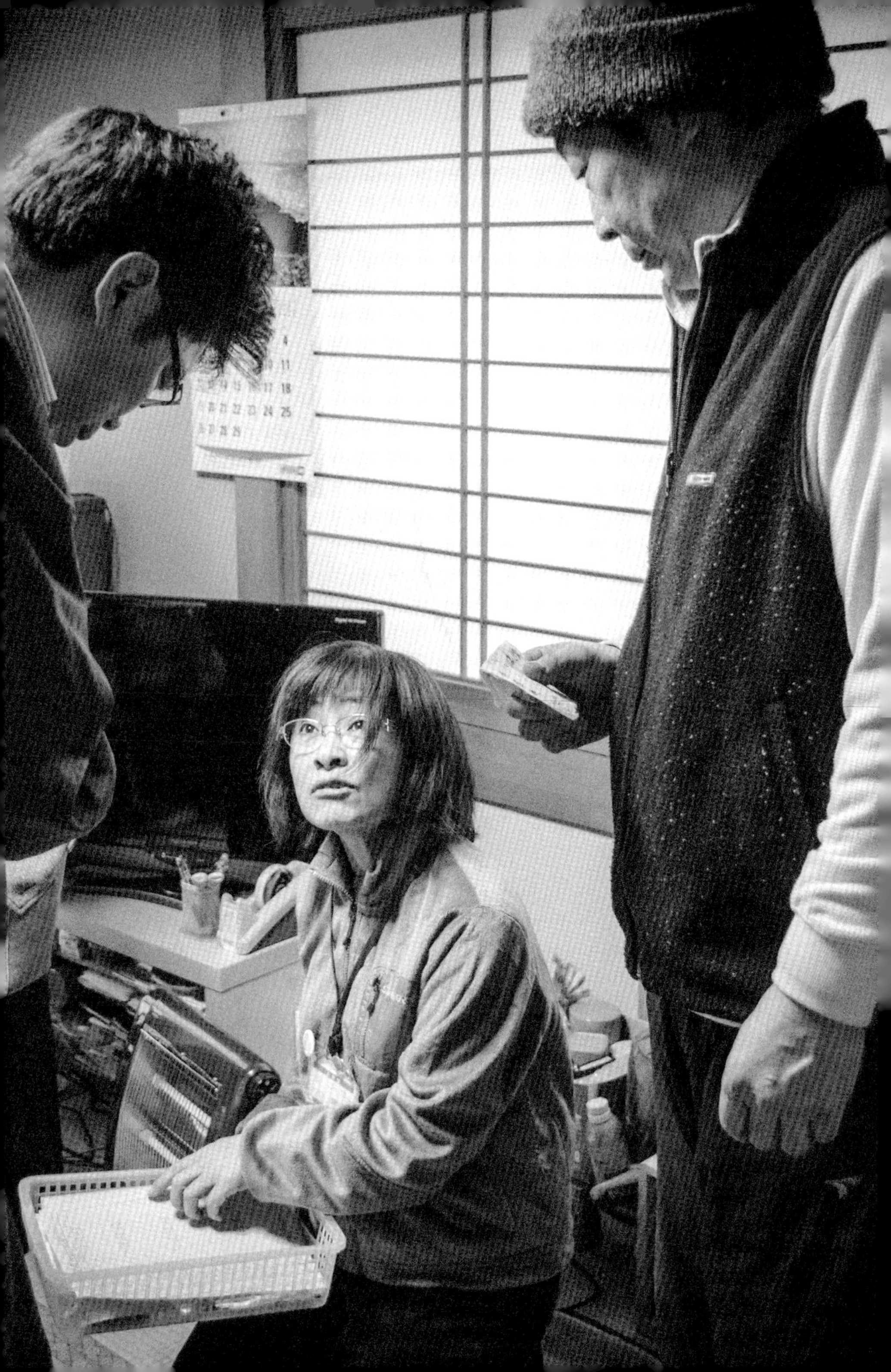

「あぁ、心臓と胃と骨の薬をもらっていますわ」

「どんな薬ですか？」

「ぎょうさんあって、ようわからん……」

家にあった薬を持ってきてもらい、袋の中身を確認すると、たくさんの薬が残っていた。毎月、病院で一カ月分ずつもらっているはずなのに、薬の袋には三カ月分の薬が残っていた。芳子さんは、怒られると思ったのか、ずっと下を向いたままだった。たしかに大切な薬であるのだが、飲めなければ効果はない。

カレンダーのような薬に

さっそく、病院の先生と連絡をとり、診療所で処方をさせてもらうことにした。薬はたくさんの種類があったが、薬局の薬剤師の先生と相談し、できるだけ減らして朝一回にまとめることにした。薬剤師さんは処方された薬を渡すだけではない。私が診察した後も、芳子さんがちゃんと薬が飲めているか確かめてくれるし、飲めていなければ、どうすれば飲めるのかを考えてくれる。大きいカプセルであれば、飲みやすい小さい錠剤に変更してはどうか、飲み忘れが多ければ一つの袋にまとめて包めばどうか、と診療所に連絡までしてくれる。

最終的に芳子さんの薬は、薬局で一回分ずつ飲む薬をまとめて包んでもらい、袋に日付を書いてカレンダーのようにボードに貼りつけてもらうことになった。

毎日畑にも行けるようになった

一カ月後、芳子さんは薬の袋がすっかりなくなったボードを診療所に持ってきた。

「先生、今度はちゃんと飲めたよ」と、とてもうれしそうに私に話してくれた。

薬剤師さんも、わがことのように喜んでくれたそうだ。芳子さんはきちんと薬が飲めるようになってから体調もよくなり、毎日畑にも行けるようになった。午後からはグラウンドゴルフにも出かけ、友人たちと旅行に行く計画も立てたそうだ。

忘れられない芳子さんの笑顔

認知症でなくても、薬を飲み忘れることはある。しかし、患者さんに対して間違いを厳しく指導するだけで改善するわけがない。小さい子どもも同じであるが、叱って間違えなくなるのであれば叱ればよい。「勉強しなさい」と口酸っぱく言って成績が上がるなら耳元で呪文のように唱え続ければいい。しかし、世の中そんなに簡単なもんじゃない。

失敗を責め続けるのではなく、失敗しても許し合える世の中のほうがいい。失敗したとしても、次はどのようにすれば失敗しなくなるか、それを考えるのが本当のプロである。今までできなかったことができたとき、一緒に喜んでくれる人。たとえ失敗したとしても、間違いを責めたてるのではなく、一緒に考えてくれる人。そんな人たちに対する感謝の気持ちがあって、人と人は信頼関係が築けるのだ。

そんな信頼できる人間関係があれば、自分が困ったときに隠そうとはせず、正直に「助けて」と言える。それが本来、「人を支える」という原点なんじゃないだろうか。

「薬屋さんが様子を見に来てくれると、なんだかうれしい」

薬がすっかりなくなったボードを持ちながら、診察室で初めて見せてくれた芳子さんの満面の笑みが、今でも忘れられない。

クラスメートがサポーター

家に帰るのがうれしくてうれしくて

一〇歳の、なお君が退院した。

とても退院が待ち遠しかったようで、大学病院の近くにあるショッピングモールでプラモデルとゲームを買ってもらい、その帰り道にうちの診療所に寄ってくれた。なお君に会うのは久しぶりだったが、車の中から「よろしく」と手を振るなお君。少ししんどそうだったが、「大丈夫だよ」って余裕を見せる表情を浮かべていた。

彼が小学一年生のとき、具合が悪くなってお母さんと一緒に近くの病院を受診した。小児科の先生から「お腹に水が溜まっているから大学病院に行かないといけない」と言われたが、それから何カ月も入院しなければならないなんて、なお君は思ってもいなかった。入院してから、トンネルのような大きな機械に入ったり、お腹にゼリーを塗るくすぐったい検査、そして針を刺して血を採る痛い検査など、毎日のように検査があった。

そして、しばらくすると大部屋から一人ぼっちの部屋に移り、抗がん剤や放射線治療といったしんどい治療が始まった。そんな検査と治療を何回も何回も繰り返し、手術もした。ときどき家に帰って来たけれど、またすぐ入院の繰り返しだった。病気はまだ残っているが、早く家に帰りたい、クラスの皆と会いたい、なお君のそんな気持ちがだんだんと強くなっていった。しかし、思った以上に病気は手ごわかった。お腹だけではなく、肺や頭も検査をすると新たな病気が見つかった。お父さんとお母さんも病院の先生と何度も相談してくれた。そして、「つらい治療を続けるよりも、家に帰って自分の好きなことをしたほうがいい」と泣きながら、なお君に言ってくれたのは、つい一週間ほど前のこと。退院の前日には病院の先生から「肺に水が溜まっているから酸素を持って帰りましょう」と言われたが、なお君は荷物が一つ増える程度にしか思っていなかった。まわりの大人は不安を抱えていたが、そんなことにはおかまいなしに、なお君はうれしくてうれしくてたまらない……、しんどくても「大丈夫、余裕だよ」、そんな感じの帰宅となった。

お腹が痛くても、肺に水が溜まっても……

退院した次の日、訪問看護師さんが家に来てくれた。熱を測ったり、血圧を測ったり、胸の音も聴いてくれた。「息はしんどくない？」と聴かれても、なお君はプラモデルづくりに夢中だった。家に帰っても点滴をしているので、お腹はすいていない。ご飯は食べなかったが夕方になり少し休んだ。

そして夜八時過ぎ、私の携帯電話が鳴った。

お腹の痛みが出てきたようだ。急いで車を走らせて家に着くと、なお君は大きなベッドの脇のソファーに座って目を閉じてテレビのほうを向いていた。しんどそうだったが、私の顔をみると、ニッコリ笑い「おっ！」という感じで目を合わせてくれた。

電話がかかってきたときに、飲むようにとお母さんに伝えておいた痛み止めが、少し効いてきたのかもしれない。一とおりの診察を終える頃には、なお君はまたウトウトと眠ってしまった。お父さんもお母さんも、なお君の寝顔を見て少し安心した様子だった。

次頁の写真：一人じゃないよ。これからも、ずっと。

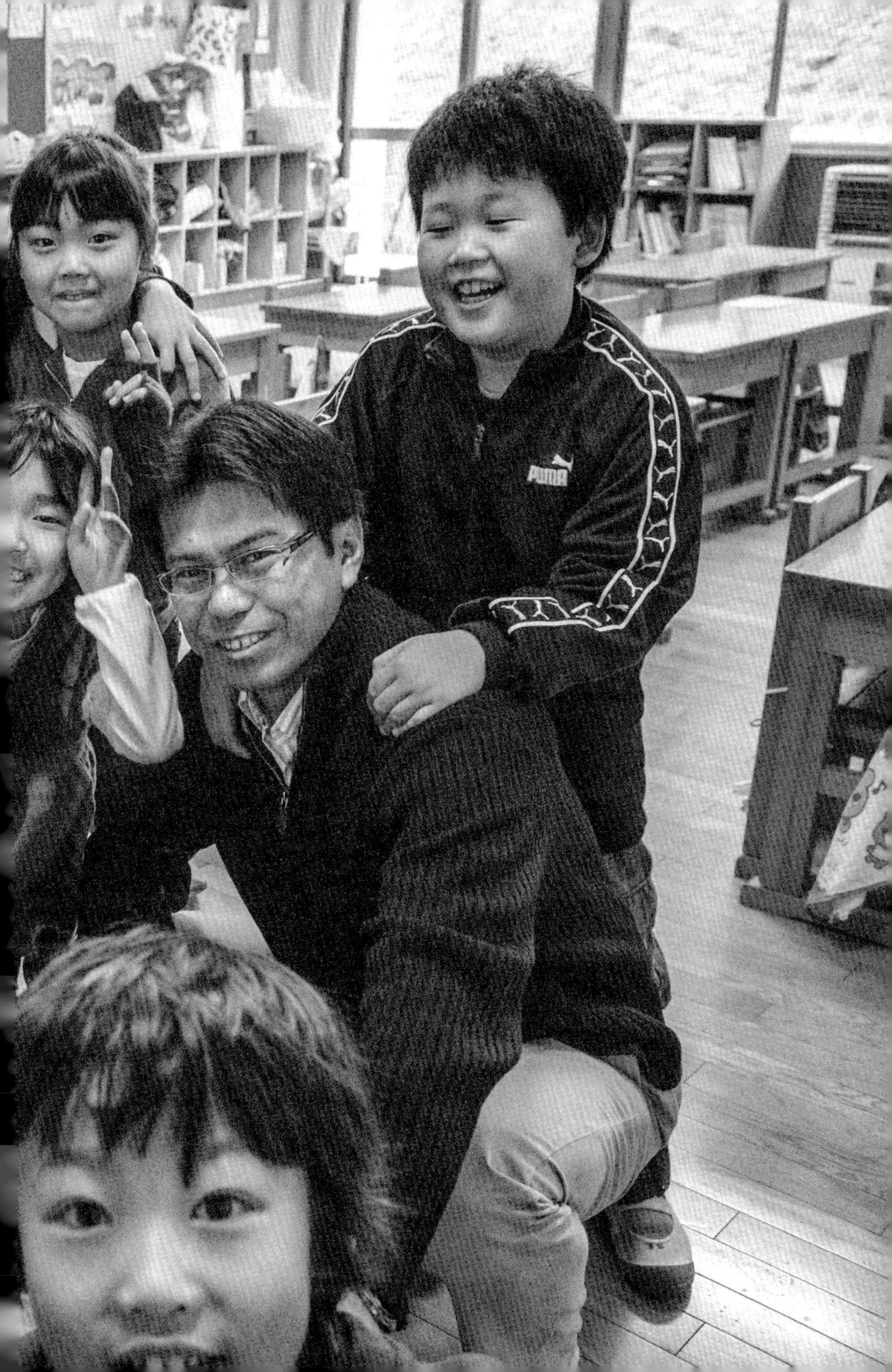
PUMA

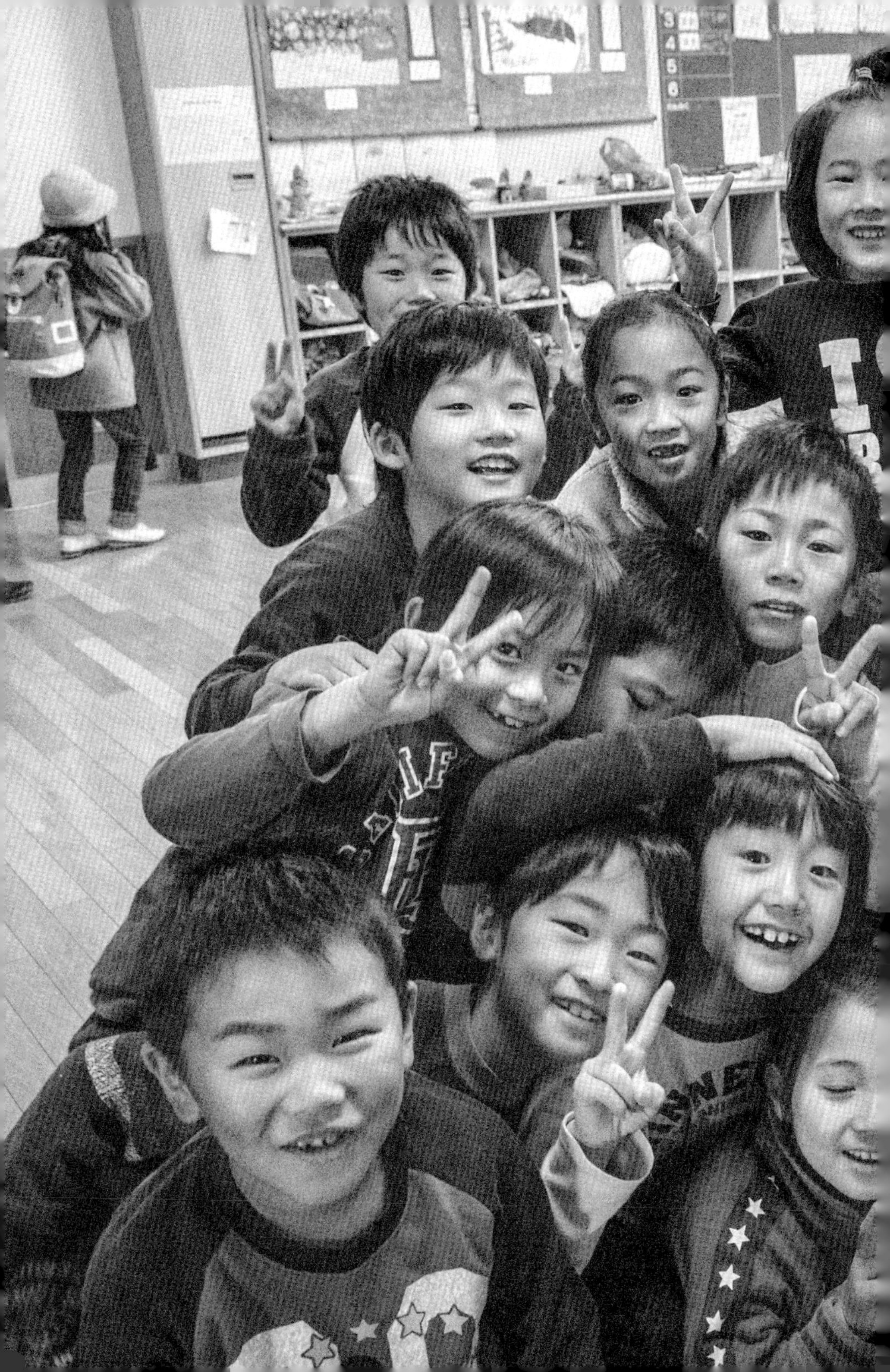

改めて、なお君の部屋を見回すと、入り口のドアには診療所の電話番号、その下には退院するときにもらった病院の先生からの賞状が飾ってあった。賞状には「悪い病気とたたかって、よく頑張りました」と書いてあり、先生や看護師さんたちと撮った写真も貼ってあった。なお君が家に帰ることを、皆が応援してくれているようだった。

退院から一週間後、再び往診に伺った。診察すると、なお君の肺にはさらに水が溜まってきている様子だったが、酸素も使ったり使わなかったりの状態だった。テレビはついていたが、なお君は目を閉じていた。そばについていたお父さんも「疲れているのかもしれませんね」とやさしく頭を撫でながら話された。

いつもと同じように接するクラスメート

じつは退院してからクラスの友だちがいくつかのグループに分かれ、交代でお見舞いに来てくれていたそうだ。「たいいん　おめでとう！」のポスターをつくってくれたグループ、くす玉をつくってくれたグループ、かわいい折り紙や手紙を書いてくれたグループ、たくさんの友だちがやってきた。それも昼休みに校長先生が車に乗せてきてくれて（校長先生もグルになっての作戦決行だ）。皆がそれぞれに知恵を絞って、なお君を応援してくれていた。

私は今まで、病院によくある「頑張れ」と書かれた寄せ書きなどに、なんとなく違和感を感じていた。本人も含めご家族は十分頑張っているのに、これ以上何を頑張れっていうのか？　とくに治りにくい病気とわかったときなど、「頑張れ」という言葉をとても空しく感じることもあった。でも、なお君の部屋に飾ってあった、友だちがゲームのキャラクターを描いたポスターや手紙、クラスの友だちと一緒に撮った写真、自分でつくったプラモデルは何も不自然ではなかった。

昨日は仲のいいクラスの友だちが「なお、ゲームしようぜ！」と遊びに来て、一時間ほど一緒にゲームをしたそうだ。大人だと「かわいそう」とつい口に出してしまうような場面でも、いつもと同じように接してもらえること、それは無責任な「頑張れ」という言葉よりもあたたかだ。

病気を抱えていても、なお君はなお君

校長先生の頑張りもあり、それから一週間ほどで、なお君はクラスの全員と会うことができた。学校に行くことはできなかったが、担任の先生や教頭先生も家に来てくれた。病院にいるときには出かけられなかった映画館にも行くことができた。とてもいい思い出である――。

一〇年という短い人生だったが、今も皆の心の中には、なお君の笑顔が残っている。なお君を支えていたのは、やはりクラスの仲間と学校の先生だった。「病気を抱えた息子が家に帰って来てとても不安でしたが、友だちが来てくれたおかげでとても助かりました」と、言っておられたご両親の笑顔がとても印象的だった。

病気を抱えていても、いつもと同じように過ごせること。いつもどおりの日常がありのままにある空間、時間、人。子どもたちにとって病気のあるなしにかかわらず、なお君はなお君だったのだ。

なお君を支える立場であると思っていたお父さんお母さん、あるいは私たち医療スタッフも、じつはクラスの皆に支えられていたように思う。

ヘルパーさんは縁の下の力持ち

ご飯が食べられなくなった

「こんにちは」。今日もヘルパーの森さんがやってきた。九一歳になる一朗《いちろう》さんが脳梗塞を患い半年前に寝込んでから、来てもらっている。

一朗さんは四年前に認知症と診断され、デイサービスに通っていた。半年前の朝、ご飯を食べようとしても食べられなくなった。手で持ったお箸も落としてしまうので、病院で検査をしたところ、脳梗塞と診断された。認知症もあるので入院はせずに外来での治療とリハビリをすることになった。

食べるときはむせることもある。ご飯は軟らかく炊き、おかずも細かく刻んで調理してもらうようにした。家族が忙しいときにはヘルパーの森さんが食事の準備をし、食べさせてもくれる。森さんが、「このお豆おいしそうね、よく噛んで食べてね」などと話しながら食べさせてくれると、一朗さんはとてもおいしそうに食べた。森さんに食べさせてもらうと、むせることもなくなった。さすが、プロの技である。

しかし、よくなったと思ったのも束の間、一朗さんはまたご飯が食べられなくなった。今までのようにベッドから起き上がることもできなくなり、寝ていることが多くなった。私は毎日往診をするわけではないので、一朗さんの様子は、ヘルパーさんからもらう報告のノートがとてもわかりやすい。

月曜日　食事：おかゆ二口、お茶一〇〇㎖、「おいしい」と笑顔。便：出ていない。尿：オムツにたっぷり。

次頁の写真：自分らしく生活することを支えてくれるヘルパーさんたちは、かけがえのない存在。全産業平均の３分の２という給与水準に関し、制度改善が望まれる。

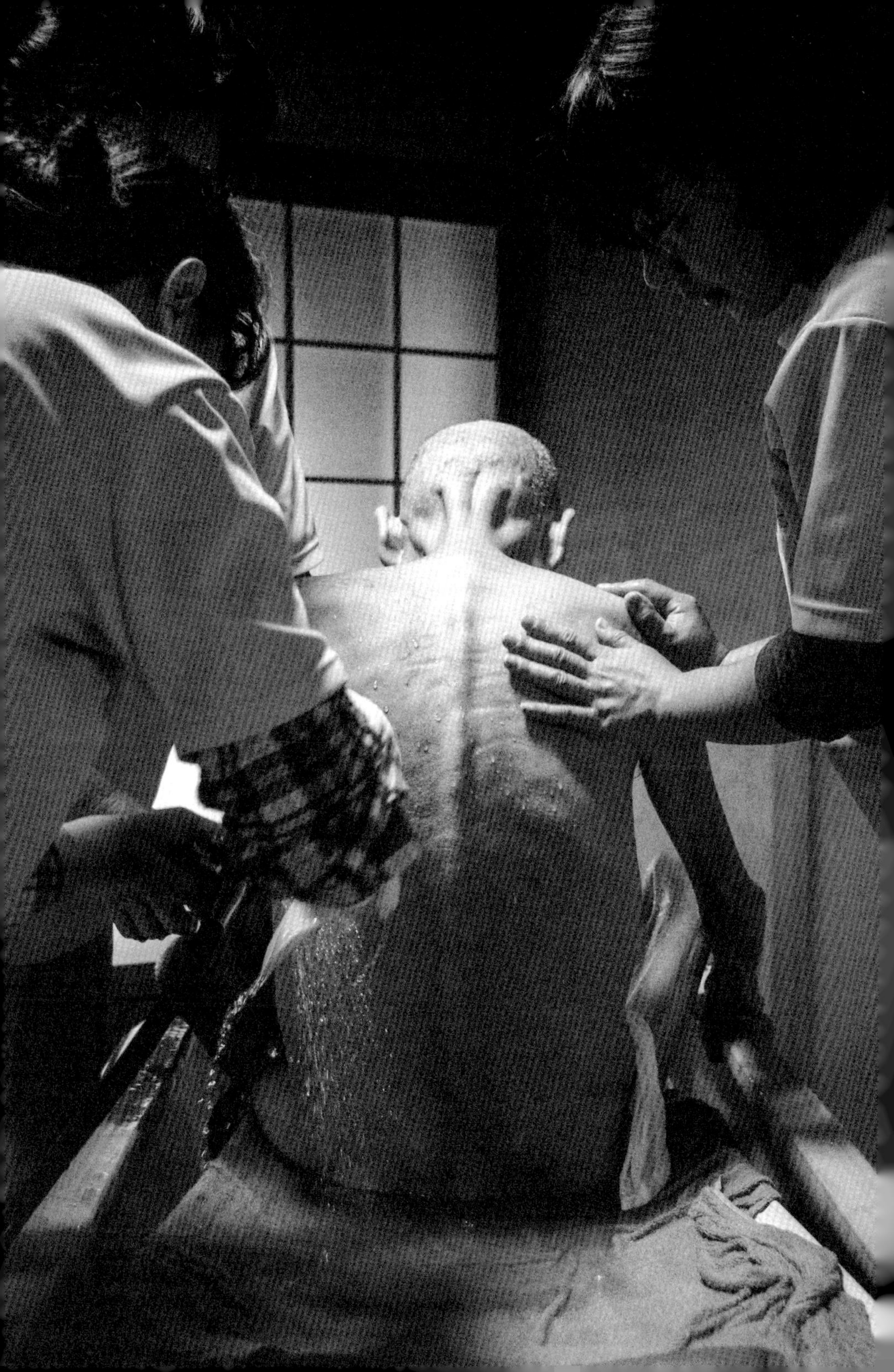

火曜日 今日はとても調子がよさそうで、「森さんひさしぶりやなぁ」と笑顔で話してくださる（じつは昨日も寄せていただきました）。

水曜日 ご近所さん、お孫さんが遊びに来ておられる。にぎやかでうれしそう。身体を拭かせてもらった後、お孫さんと一緒に着替えをさせていただいた。

木曜日 粥食べられず。お茶五〇㎖のみ。今日は目を閉じておられますが、耳元で声をかけると、にっこりされていました。

そして金曜日が私の往診日になるのだが、一週間、毎日診察をしなくても、日々の出来事がよくわかる。

人の死は医療の敗北だと感じていたが……

家族の誰かが何も食べられなくなると、見守る家族の方は「点滴ぐらいしてあげてほしい」と思われるかもしれない。しかし、今の一朗さんは点滴さえも必要のない「老衰」なのだ。点滴をすると、ほんの少しだけでも残っている食欲がさらになくなってしまうし、点滴の栄養は口から摂るものと違って身にならないことが多い。身体がむくむだけで、余計にしんどくなることのほうが多い。

だから、点滴をするよりも自分の口から食べられる分だけ食べ、飲める分だけ飲むほうが負担は少ない。それでも水分すら摂れなくなったときは、いよいよ「お迎え」が来たときなんだろうと、家族の方にはお話するようにしている。

私が病院に勤務していたとき、人の死は医療の敗北だと感じることが多かった。ご飯が食べられなくなって、点滴をしてもよくならない。よくなるどころか食事も摂れなくなり、身体がむくみ、どんどん元気がなくなっていく。毎日の点滴治療を止めることもできず、時間だけが過ぎていく。

ヨーロッパには、「ご飯が食べられなくなったら、そこからは医師の手を離れ、牧師の出番となる」という言葉があるが、以前の私にはそれが理解できなかった。しかし、この診療所に来て往診をするようになってからは、ご飯が食べられなくなった人に医者ができることなんてほとんどないことを知った。日本では生きているうちから、お坊さんが出てくるのは少し早い気もするが、最近は医師の役割が終わるという意見がわかるようになってきた。

家で過ごすことを支えてくれる

事実、私が往診して何か治療をするよりも、毎日来てくれる看護師さんやヘルパーさんに身体を拭いてもらったり、ご飯を食べさせてもらったりしているほうが、介護してもらう人は元気なのだ。そして病院に入院し、何もできないでいるよりも、自分の家で好きな時間に起き、好きなことをして過ごしているほうが気持ちよく過ごせることもわかった。

一朗さんがご飯を食べられなくなったとき、息子さんと話をした。「ご飯が食べられなくなっていますが、このまま家にいますか。それとも病院に行きますか?」。当初、息子さんも「病院に行って、点滴でもしてもらったほうがええやろか」と言われていたが、目の前でヘルパーさんにおいしそうにお茶を飲ませてもらっている姿を見て、考えが変わったようだ。

ヘルパーの森さんは「何かあったら先生が来てくれるから大丈夫よ」と言って、息子さんのことも応援してくれる。本当は、私よりも一朗さんを支えているのは毎日来てくれているヘルパーさんなのに……。

最期までずっと笑顔だった

それから数日間、一朗さんは水分も全く摂れなくなり、ウトウトと寝ている時間が長くなった。しかし、ヘルパーさんにあたたかいタオルで顔を拭いてもらうと、さっぱりするようで大きな目を開けた。口の中もきれいにしてもらうと、にっこりと笑いながら今にもしゃべりそうな表情になった。全く食べられなくなっても、とても気持ちがよさそうだ。

ご飯が食べられなくなって数日後、もういよいよ最期が近づいていると思っていたら、ヘルパーの森さんから「先生、一朗さんをお風呂に入れてあげていいでしょうか」と連絡があった。

もちろん、私の答えはオーケーだ。今まで息も絶え絶えだった一朗さんだが、気持ちよさそうにお風呂に入れてもらい、その後はスヤスヤと眠った。そして、その日の夜、一朗さんは静かに息をひきとられた。ご飯が食べられなくなってちょうど一カ月後のことだった。食べられなくなってもいつもどおりに顔を拭き、歯を磨き、そしてお迎えが来る前にはお風呂できれいにしてもらった一朗さん、ずっと笑顔だった。

笑顔を支えたのがヘルパーさんの存在

人生も総仕上げの時期に近づくと、死を避けられない場面に遭遇することがある。誰にでも死は訪れるのだから、それを避けようとしても仕方のないことなのだ。死を迎える準備というものは、最期まで自分らしく生きることだと思う。

最期の最期まで医療に頼り続け、一分一秒を延ばす治療を選択するのか、それとも医療にすがらず自分の思うままの人生を送るのか、皆さんはどちらの道を選択するだろうか——。本来、人生の最終章において、医療にできることはごくわずかしかないことを理解してほしい。しかし、医療にできることはなくても、最期まで支えてくれるヘルパーさんたちがいたからこそ、一朗さんの笑顔があったことは間違いない。こんなヘルパーさんたちこそ、在宅で生活する人たちを支える縁の下の力持ちなのだ。

お坊さんの存在

お医者さんがあまり好きじゃない

「よう来てくれはった、ありがとう」

住職の藤澤さんが奥さんと話している声が聞こえたのか、信一さん（八七歳）は目を閉じたまま挨拶をした。数日前からご飯が食べられなくなっていることを聞きつけ、藤澤さんがわざわざ訪ねて来てくれたのだ。先日の法事のときも、仏壇の見える部屋でベッドの上からお経を唱えていた信一さん、途中からは目を閉じたまま手を合わせているだけだった。

信一さんは、三年前に突然の血尿で病院に入院し、前立腺がんと膀胱がんの二つのがんがあると診断された。手術を受けて無事退院した後も抗がん剤の治療は受けていた。しかし、だんだんと体力が落ち、自力では歩けなくなり、ご飯も少しずつしか食べられなくなってきた。最近はベッドで寝ていることが多くなり、床ずれもできてきたので、「往診をお願いしたい」と娘さんが診療所にやってこられたのが、半年前のことである。

私が往診に伺うと、信一さんはベッドで天井を向いて寝ておられた。「こんにちは」と声をかけても、信一さんは目を閉じたまま「はい」と答えるだけ。

「お医者さんがあまり好きではないので……」。娘さんが申し訳なさそうに話す横で、信一さんは目を閉じたまま表情一つ変えられなかった。

往診では、診察以外に採血や注射、お薬を処方したりするのだが、信一さんはいつも素直に応じてくれた。素直というよりも、どちらかというと自分の気持ちを押し殺しているような様子でもあった。たしかに病院の紹介状に書いてあったように、がんの症状を数値で示す値は低くなっていたが、どうも元気がない。いろいろと検査をしても異常はなく、老衰に近いような状態だった。私が「どこもどうもないですよ」と伝えると、信一さんは「うん」とだけ頷き、すぐに目を閉じてしまわれた。

住職さんが来ると安心して笑顔になる

今から思うと、信一さんは自分の病気のことや自分に残された時間をすべてわかっておられたのだと思う。しかし家族のことを考えると、一分一秒でも長生きすることが自分の役割であり、できれば最期は大きな病院の偉い先生に死亡診断書を書いてもらうこと、それが家族にとって世間体もいいのではないかと思っておられたようだ。でも、そんな自分の思いをすべて打ち明けるほど、気持ちもまとまっていなかったし、そのようなことを私に素直に話される人でもなかった。

実際、往診の最中に、「ご飯が食べられなくなったら、どうしますか？」と何度か尋ねてみたが、信一さんは「わからんなぁ」と繰り返されるばかりで時間だけが過ぎていった。

そんな信一さんの様子を聞きつけて、藤澤さんがふと家に訪ねて来られた。いつものように仏壇にお参りし、いつものように信一さんと話をするだけ。でも、藤澤さんが来られるたびに信一さんは「ごえんさん（住職さん）がいてくれるから、ワシらは家にいても安心なんだ」と笑顔で答えておられたそうだ。

次頁の写真：藤澤さんが住職を務めるお寺。生と死の壁を超えた、輝くいのちの世界がある。この世のいのちを終えて、生まれゆく大いなる世界がある。

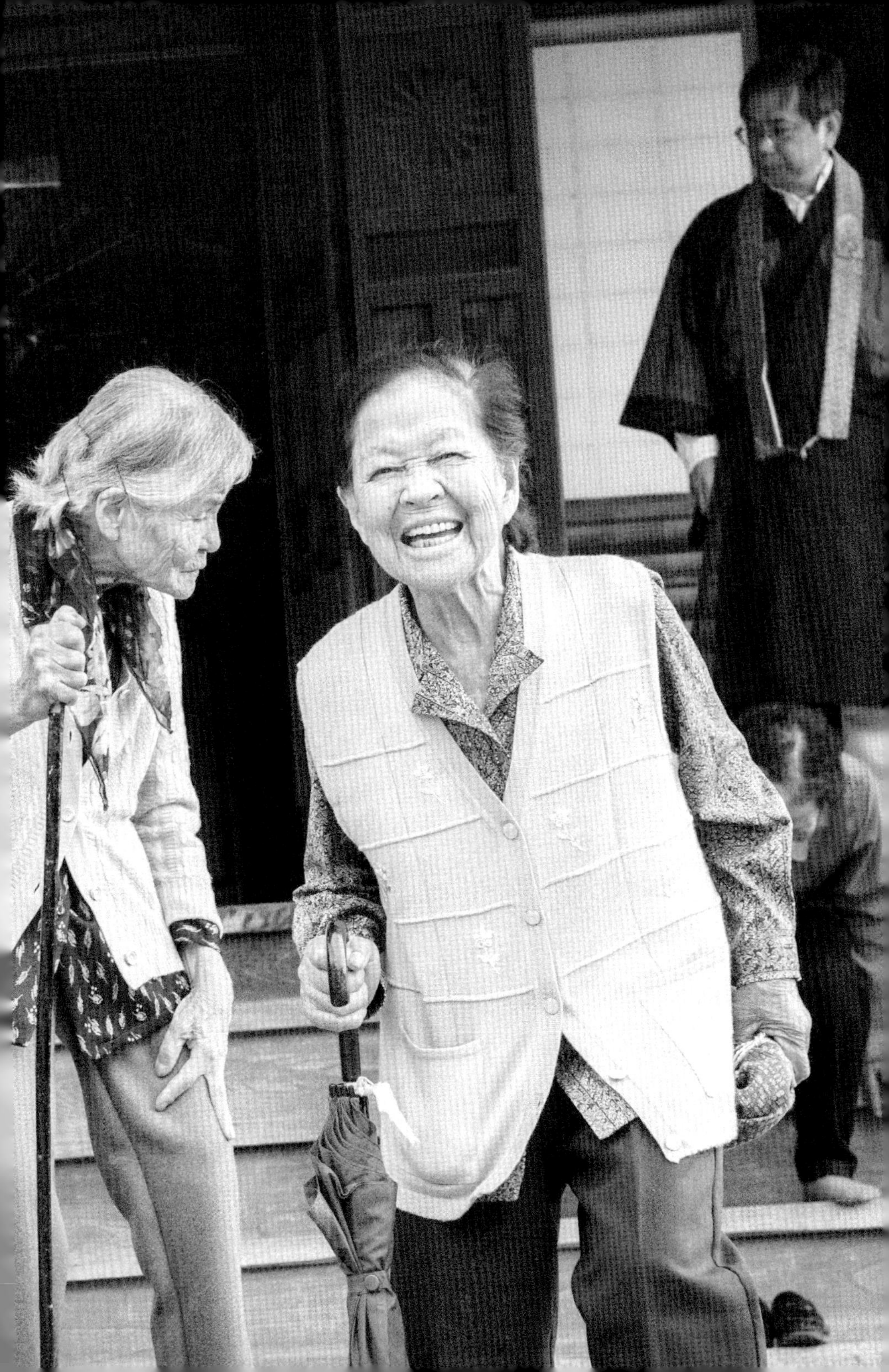

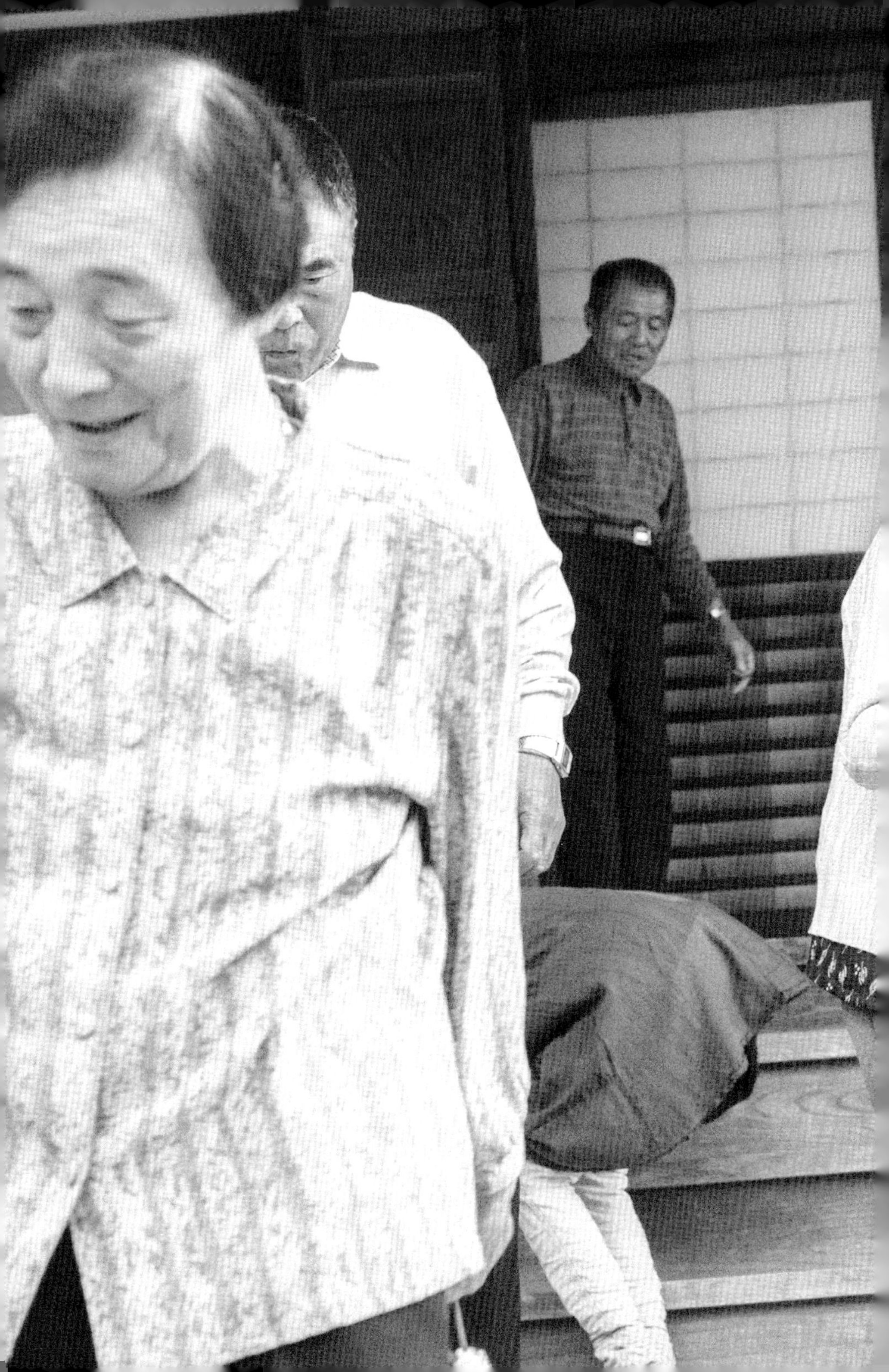

「家にいたい」と素直に言える

病気の人のもとにお坊さんが来ると「縁起でもない」と思われる方が多いかもしれない。しかし、藤澤さんは「お葬式のときだけしか、かかわれない宗教というのは寂しい」と言う。この地域では今でも、普段からお寺と自宅の往来がある。常々、住職から、仏さまのお育てによって、命を終えれば、必ずお浄土へお参りさせて頂けるということを聞いており、臨終に際しては、これまでの「お育て」に感謝し、「お浄土へ参らせて頂きます」と仏さまに挨拶申し上げる。それが浄土真宗本来の枕経であるという。ところによって、かつては、お家で誰かが亡くなる前の段階で、お坊さんが来られてお経をよむ場合や、時にはご本人が南無阿弥陀仏ととなえる場合もあったらしい。

そんな話を聞いて、私も往診している患者さんには、できるだけお坊さんとかかわってもらうようにしている。

藤澤さんが訪ねてこられた後から、信一さん自身が話をされることが多くなった。

「病院には行きたくないな」「やっぱり家がええな」

今まで、私がどれだけ尋ねても出なかった言葉が、信一さんの口から出るようになった。ようやく世間体を気にしない、自分自身の本当の気持ちを話してくれたようで家族も我われも納得する言葉だった。

それからしばらくして、ご飯が食べられなくなり、水分も摂ることができなくなったが、とても穏やかな表情をしていた。家族も何ら不安に思うことなく「このまま家で」と納得されている。見送る側の心の準備も整ったようだ。

数日後の夜、「先ほど息がとまったようです」と娘さんから連絡を受けて、すぐに往診に向かった。そして死亡診断書を書いた後、看護師さんが信一さんの身体をきれいに拭いて着替えさせ、娘さんやお孫さんたちと一緒にお化粧をした。「わー、おじいちゃんきれい」「寝ているみたい」とにぎやかなお化粧だった。そして、間もなく藤澤さんも駆けつけてくれて、仏壇の前に移動し家族親戚の皆で枕経を唱えた。

本人も家族も納得できるお別れ

死は誰しも避けることのできないものであり、一日一日その日が近づいているのも事実である。死が目の前に迫ってきたとき、本人だけではなく家族も不安を感じることがあると思う。しかし、宗教者の方にかかわってもらうようになり、私は、死を避けようというよりも、残った生を大切にし、安心して死を迎えることのほうが大切なのかもしれないと思えるようになった。

これまでたくさんの臨終の場面に立ち会わせていただいたが、安心して人生の最終章を迎えられる方たちにはいくつか共通することがある。それは、普段から、

「自分はどんな気持ちなのか」

「どのような治療を受けたいのか」

「最期はどこで過ごしたいのか」

などを、本人の言葉で語ってもらうことなのだ。人生の最期には誰しもお別れの時間が必要である。全くお別れの時間がないまま旅立たれるような事故や災害、あるいは突然死といった場合は死を迎えた後にお別れの時間がやってくるので、納得するまでにとても時間がかかる。一方で、息をひきとるまでに十分にお別れの時間がもてれば、信一さんのように納得のお別れになっているように思う。

「死」をタブーにしない話合い

人生には「生・老・病・死」がある。「病」を治すことは医師の役割だが、「老」や「死」と向き合い、そして寄り添うことは、医師だけの仕事ではない。人の生を支えるために、我われ医師だけではなく、看護、介護、薬剤師、行政などたくさんのスタッフがいる。さらに宗教者の存在も忘れてはならないと感じている。そんな人たちと一緒に、本人にどのような最期を迎えたいかを話し合ったり、「ご飯が食べられなくなっても家にいたい」という思いを確認したりする、このような「死」をタブーにしない話合いこそが、お別れの時間を共有しているのではないかと思う。普段からそのようなことができれば、きっと人生の最終章を迎える前に不安を感じるといったことは少なくなると信じている。

どうか皆さん、生きているうちからお坊さんがやってくるのを「縁起が悪い」と言わずに、有り難くお迎えしてほしい。そして宗教者の方には、お葬式のときだけではなく、生前からもっとかかわっていただき、我われと一緒に家で生活する人たちを支えてほしいと願っている。

地域になくてはならないボランティア

ご近所さんが一人減り二人減り……

「今日は、たくさんしゃべらしてもろうたわ。ありがとう」。帰り際、にっこり笑いながら、恵子さんが言った。

昼間、独りでいるトラさんの家に近所のおしゃべりボランティアの恵子さんが来てくれたのだ。過疎化が進む永源寺のこの集落でも、ご近所さんがだんだん少なくなり、トラさんもデイサービスに通うとき以外は誰とも話さない日もあるという。以前はご近所さん同士が集まり、にぎやかに井戸端会議をする光景があった。しかし、近所のマツさんが二年前に自宅で息をひきとり、一年前にはシゲルさんが入院、半年前にはハルさんが息子さんの家にひきとられ……、隣近所を見回しても日中はトラさん一人になってしまった。

恵子さんのことは私もよく知っている。義母さんを一〇年前に、義父さんを七年前に私が往診していたからだ。その後、二人とも自宅で息をひきとられ、恵子さん自身も五年前に定年退職を迎え、孫の子守りからも卒業した。家庭菜園だけでは暇をもてあますので、自分も何かできることをやりたいと思っていたそうだ。講座を受ければ、ホームヘルパーの資格をとることもできるが、時間に追われてお金を稼ぐより、のんびりと誰かの役に立ちたい。そんな思いが強かったという。

地域を支えたいと思っている人はたくさんいる

その思いを家族や友だちにしゃべっていた恵子さんは、同じような思いを持った人が自分一人ではないことがわかった。最初は何をすればいいのかわからなかったが、近所のお年寄りの家を訪問し、お話を聴くだけでとても喜んでもらえる。そのうち、独り暮らしの竹子おばあちゃんからは、「買い物に連れて行ってほしい」と言われ、一緒にスーパーまで買い物に行った。シカさんからは、「家の庭の草刈りを手伝ってほしい」と言われ、そのときは仕事を退職して時間に余裕があるおっちゃんたちを紹介した。

支えてほしい人だけではなく、「地域を支えたい」と思っている人たちはたくさんいるのだ。

最初は「無料《ただ》でいいから」と始めたボランティアだったが、利用する人たちは気を遣ってお金を払おうとする。受け取らないと、「これを持って帰って」とお菓子などを用意するようになった。毎回断わっていたが、このままでは「また次も来ますね」とは言いにくくなってしまう。本当はお願いされなくても困っているのであれば行ってあげたいが、ついつい足が遠のいてしまう。

地域の人たちを支えたいと思っている人たちに、恵子さんが「集まろう」と声をかけたのは二年前のこと。集まって話してみると、出るわ出るわ、いろんな意見が出た。

「独り暮らしなんかで、手伝ってほしい人はたくさんいるけど、市役所に相談に行っても、『そのようなサービスはありません』と言われておしまい。困っちゃうよね」

「私たちのようにボランティアみたいなおばちゃんたちは、『手伝って』って言ってもらえるのがうれしいのよ」

「でも、本当にお手伝いが必要な人は、気を遣って、なかなか本心を言ってくれないのよね」

「無料でいいから、と言っても、お菓子を準備してくれたりするのよね」

「もっとボランティアについて勉強したいよね」

話は尽きなかった。そして、皆で「地域のために」何かできるよう話合いを重ね、ボランティアグループをつくることになった。ボランティアをやってくれる人を登録し、お願いされたら一回一〇〇円というルールも決めた。もちろん、これ以上のお菓子などのお礼はなしだ。ボランティアグループの名前は「絆《きずな》」とつけた。

寝ているだけのトラさんが変わり始めた

同じ頃、私のところにトラさんの家から往診の依頼があった。トラさんは腎臓のがん手術の後、病院に通っていたが、歳のせいか、もの忘れの症状も出てきた。病院にも相談をしたが、がん以外のことは内科で診てもらうようにと言われたらしい。当初、往診に伺ってもトラさんはベッドで横になっていることが多く、私が「外に出たほうがいいよ」と言っても、「なにもできへん」と答えるだけだった。

日中寝ていると、夜も寝られなくなり、また次の日の昼にはウトウトする、そんな悪循環の日々が続いた。介護保険を申請し、週一回のデイサービスを利用するようにもなったが、それ以外の日は、以前と同じように寝ているだけの毎日が続いていた。

そんなとき、私から恵子さんに「ちょっとお願いできませんか？」と相談してみたところ、二つ返事で快諾してくれた。恵子さんもトラさんの寂しさをちゃんと理解してくれている。一人ではなく数人のグループで賑やかに訪問してくれた。ボランティアは何人来ても何時間しゃべっても一〇〇円。気を遣いすぎず、お互いに気楽な時間が過ぎていった。

次頁の写真：この地域を長いこと支えてくれて、ありがとう。これからはちょっと、ゆっくりしてなぁ。

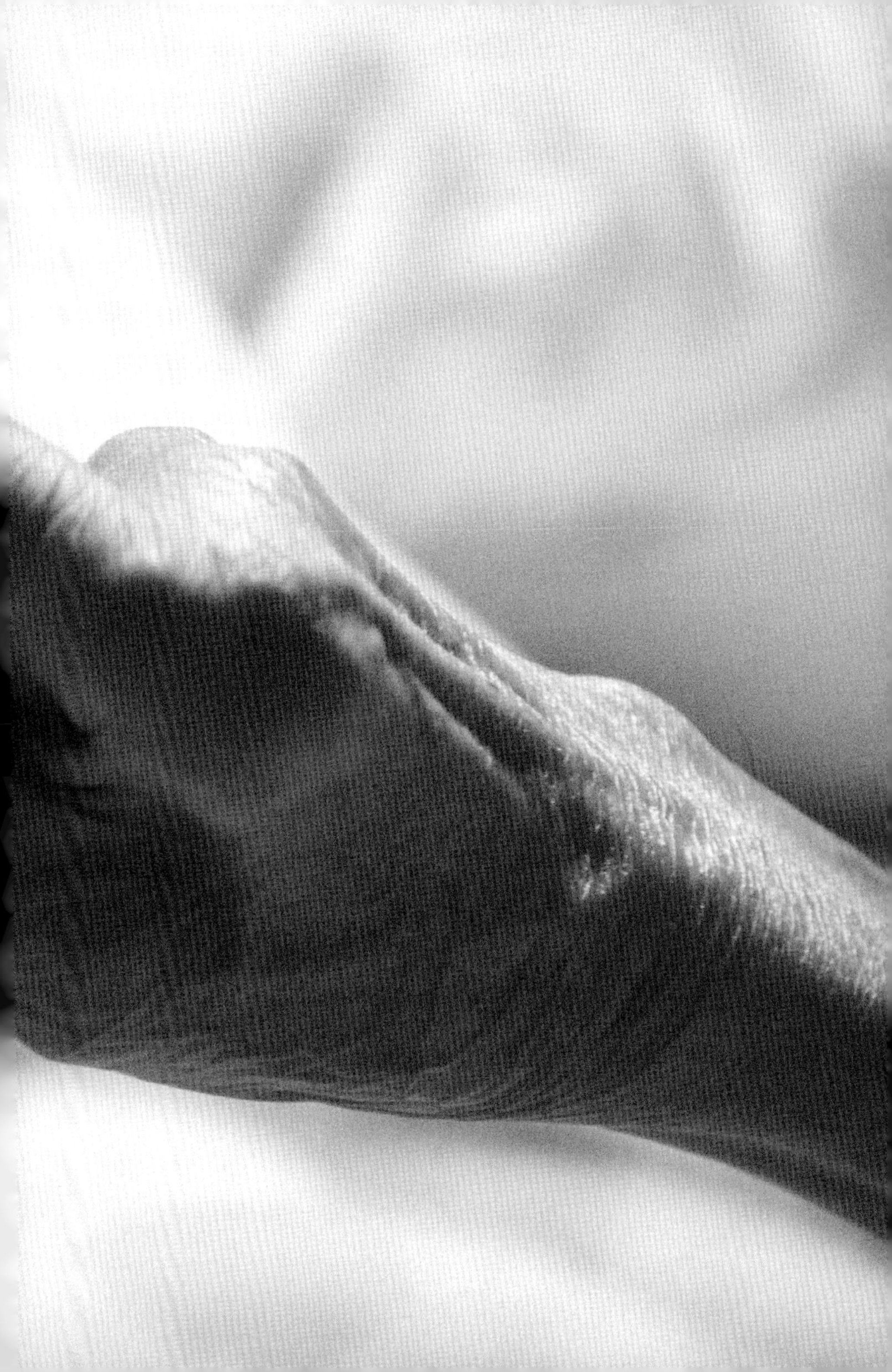

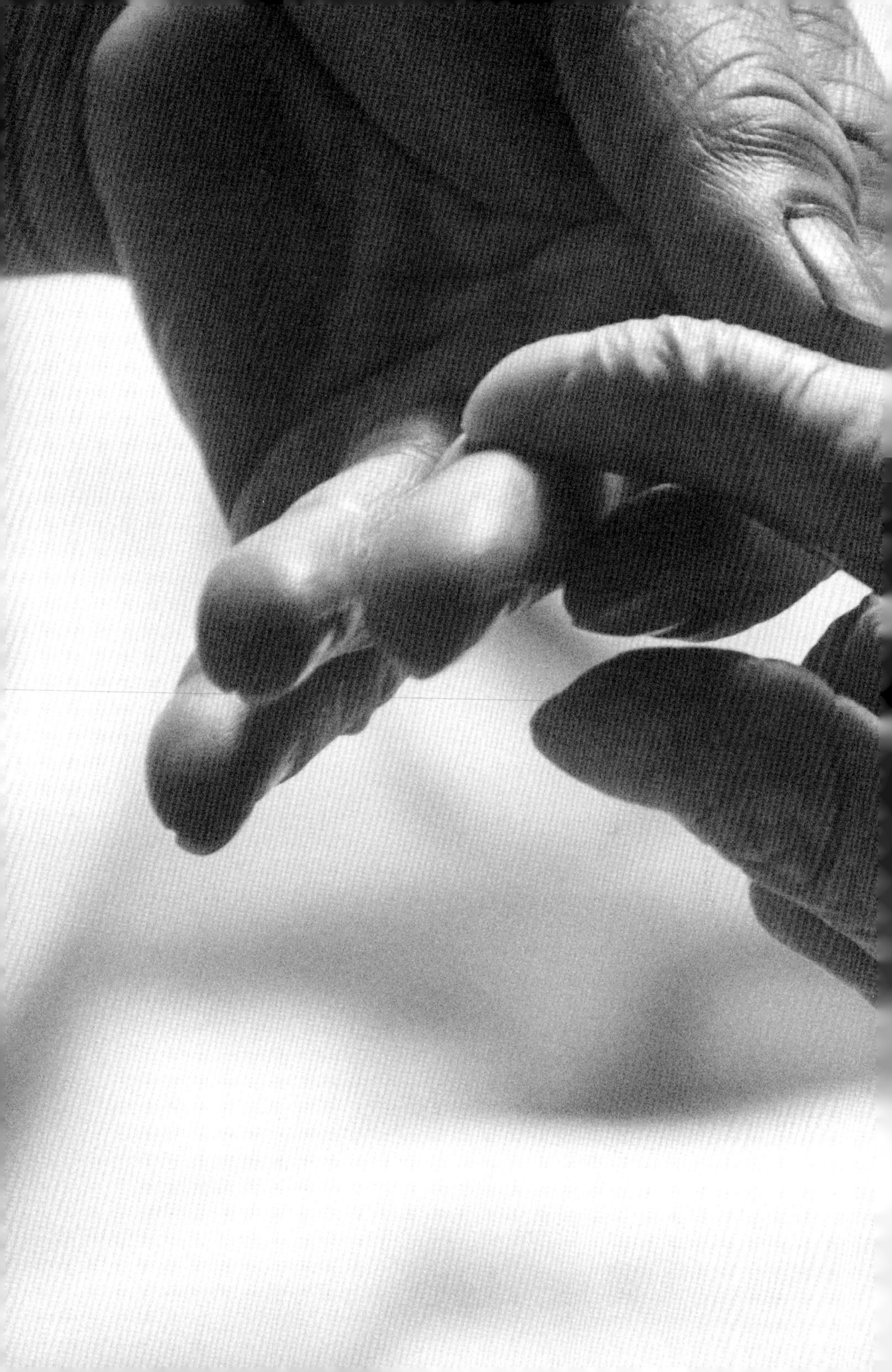

今まで誰とも話をする機会がなかったトラさんだが、皆が話し相手になってくれると、とてもにこやかに話をされた。昼間は横になっていることが多かったのに、だんだんと元気になっていき、散歩をしたり、庭の草むしりまでするようになった。

集会所でサロンも開くことに

ボランティアの人たちの間では、各家庭をそれぞれが訪問するだけでなく、皆が集まれる場所もつくろうと、地域の集会所でサロンを開く計画が持ち上がった。

「皆が集まるなら、お茶ぐらい出したほうがええやろか」という声に、おっちゃんたちが、「ワシらがいれるおいしいコーヒーなんかどうや」と言いだし、一緒に喫茶コーナーも開くことになった。

「たくさん集まったほうが、楽しいやろ」とのことで、集落内の人皆に声をかけた。すると、今まで家に閉じこもりがちだった人もたくさん来てくれた。

おっちゃんたちがいれたコーヒーを「おいしい」と言って飲み、恵子さんが企画した切り絵教室も、賑やかな声が響いた。切り絵は一回では終わらない。次回も参加してもらうようにわざと残しておく、手のこんだ企画である。

医療や介護の隙間を埋めてくれる存在

このような「絆」さんの活動が始まってから、地域の人たちの笑顔が増えているように思う。医者が何もしなくても地域の人たちが元気になってきたのだ。医療や介護のスタッフは、どうしても検査や治療、あるいは介護といった専門的なことを行なうことが目的とばかりに行動してしまいがちだが、人を支えるのは医療や介護だけではないはずである。言い換えると、医療や介護などの制度だけではサポートできない隙間の部分を埋めてくれるのが、このようなボランティアグループさんたちなのだ。

地域の人たちの生活を支えているのは、我われ医療や介護の専門職だけではない。地域に住む皆が、お互いに支えあって生活ができているのだ。

高齢化が進むわがまち永源寺で始まったボランティアグループ絆さんの活動は、医療や介護などの専門職の人たちと同様、今や地域の人たちにとってなくてはならない存在になっている。

在宅ケアを支えてくれる訪問看護師さん

治療できない病気と診断された

「こんにちは」

いつもの時間に訪ねてきてくれた訪問看護師の川島さんが声をかけると、美幸《みゆき》さんは、わずかに目を細めた――。

美幸さんがよく転ぶことに気がついたのは五年ほど前のこと。最初は、五〇歳を超えて足腰が弱ってきたかな、くらいに思っていたのだが、そのうち階段を上るのも辛くなってきた。近くの病院を受診したら、詳しい検査が必要ということになり、一週間後には大学病院に入院した。そこで耳にしたのは「筋萎縮性側索硬化症（ＡＬＳ）」という聞きなれない病名だった。ＡＬＳは、全身の筋肉が弱っていく難病で、進行すると呼吸をする筋肉も使えなくなってしまう、死に至る病気であると説明された。今の医学では原因がわからず、治療する薬もない。

美幸さんはそんな説明を家族と一緒に聴き、治療法がないということは病院では何もすることがないということなのかと、半ばあきらめに似た気持ちを持ちながら退院することになった。

今までなんとか家事をすべてまかなってきた美幸さんもベッド上での生活となる。旦那さんはもちろん、結婚を控えた娘さんたちも介護をすることになった。身内の介護といっても何をすればいいのかわからず、とりあえず無我夢中で病院の看護師さんからいろいろと教えてもらった。しかし、着替えの方法や食事の介助、あるいは薬の管理など覚えることがたくさんありすぎて、退院直前になって家族も本人も家に帰る不安がだんだんと大きくなってきた。

家に訪問してくれる看護師さん

そんなとき、病院のメディカル・ソーシャル・ワーカーさん（一二九頁参照）が、訪問看護師さんという、家に来てくれる看護師さんを紹介してくれた。普通、看護師というと病院や診療所で働く人をイメージしがちだが、訪問看護師は、医師が往診するのと同じように、退院した後に家に訪問してくれる看護師だ。

訪問看護師は、病院と同じように何人かがチームとなり緊急時も含めて二四時間三六五日対応してくれる。また、医師とは違った目線で家での生活を支えてくれている。例えば、美幸さんが家に帰ってからは、一人では動けない美幸さんの血圧や体温を測ってくれるのはもちろんのこと、食事や着替え、そしてお風呂の手伝いもしてくれた。家族が気づきにくい美幸さんの体調の変化にもすぐに気づいてくれる。先日も、脇の下に汗をかいていたら「暑そうね」と言って汗を拭きながら、頭に氷枕をあて、薄手のパジャマに着替えさせてくれた。そんな気遣いをみせながら、「美幸さんはこの頃、一人で寝返りもうてなくなってきました」と、私に報告してくれた。家では病院とは違って、レントゲンやCTといった検査はできないが、それ以上に看護師さんが気づく表情や体調の細やかな変化がとても参考になる。

退院して時間が経つとともに美幸さん自身も病気の進行をさらに自覚するようになり、自宅に一人でいることに不安を感じていた。そんな不安を察したのも訪問看護師の川島さんだった。

川島さんは、毎日の訪問のたびに美幸さんにいろいろと話してくれた。ＡＬＳの患者さんだけでなく、他の病気であっても同じように自宅で家族と一緒に暮らしておられる方がいること。そんな人たちのところに訪問看護師もお手伝いに行っているけど、皆さん気持ちよく生活されていること。もし、具合が悪くなったときには、訪問看護師がすぐに対応していることなどだ。そして「私たち看護師がいるのも安心だろうけど、やっぱり家族と一緒に生活するのが一番の安心でしょ」と付け加えると、美幸さんは、動きにくくなった顔の筋肉を一生懸命動かしてにっこりと笑った。美幸さんも「私は一人ぼっちじゃない」、そう感じたようだ。

「家族と一緒にいたい」を支えてくれる

退院から半年ほど経った頃、「美幸さんは食事のときにむせることも多くなってきた（食べ物が気管支に入る）。誤嚥《ごえん》が心配ですね」と川島さんが連絡してくれた矢先だった。朝から熱が出たと美幸さんの旦那さんから電話があった。私は、ちょうど外来をしている最中だったので、川島さんに連絡して美幸さんのところへすぐに訪問してもらった。まもなく川島さんから報告があり、体温は三八度、痰が絡んでいる様子で肺炎が疑わしい。電話で川島さんに採血をお願いし、外来を終えるとすぐに美幸さんのところに往診に向かった。

ちょうど私が往診に伺ったときには血液検査の結果が出ていた。胸の音と採血の結果からは、やはり肺炎を起こしているようだ。しかし、肺炎の程度はそうひどくはなく、病院へ入院しなくても家でも治療できる程度。私は、病院に入院するか、それとも家で治療を続けるのか美幸さんに尋ねてみた。

美幸さんは動きにくくなった口を大きく動かして「入院はしたくない」「家族と一緒に家にいたい」と答えた。動かせない首を横に振ろうとしたが動かなかった。川島さんも美幸さんの気持ちをくみとって、「じゃ

次頁の写真：畳のにおい。包丁の音。窓からのそよ風。家族の笑い声……。自宅での心の安らぎを支えてくれる看護師さんに、感謝。

10
2010
GUAM

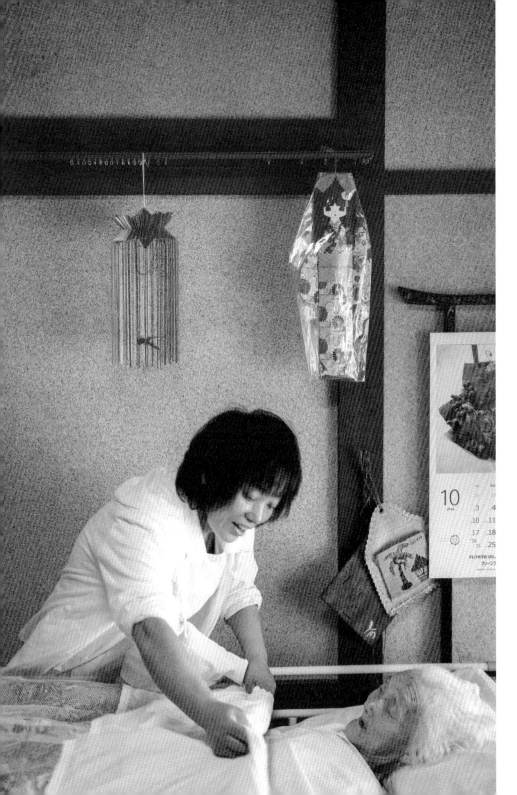

あ、毎日点滴に通いますよ」と言ってくれた。そして、点滴を続けた数日後には、美幸さんの熱も下がりすっかり元気を取り戻すことができた。

充実した時間を過ごすために

皆さんは、もし自分自身が治らない病気と診断されたら、どのような行動をとるだろう。病院でとことん検査を続ける、今の医学では対応できないのであれば漢方や民間療法に頼る、などいろいろなことを考えるかもしれない。しかし多くの場合、一発逆転はとても難しく、病気と向き合っているだけの時間が無駄に過ぎていくことが多いのも事実である。

川島さんは言う。

「いろいろな病気を抱えていても、病院から家に帰ってくるというのは、治療を諦めて帰ってくるだけではないはずです。たしかに病院にいるとたくさんの検査ができ、またお医者さんや看護師さんもボタン一つで駆けつけてくれて『安全』です。でも、たとえ病気を治療できなくても住み慣れた家にいるほうが『安心』できるのではないでしょうか。私たちは、血圧や体温を測ったり胸の音を聴いたりしますが、それだけが仕事じゃないと思っています。患者さんのそばに寄り添い、話を聴く、そして具合が悪いところがあれば手当てをする。そんな一つひとつの積み重ねが私たちの仕事なのです」

美幸さんは、ＡＬＳという難病と診断されて今年で四年になる。この間、家族で旅行に行くこともできたし、娘の結婚式にも参加できた。孫も生まれた。病気と向き合うだけではない、家族とともにいられる充実した時間を美幸さんは過ごしている。

地域の皆で支える「命のバトン」リレー

老人ホームへ入所することになった

八八歳になるみよさんが、もの忘れの症状を自覚するようになり、一緒に住む長男のお嫁さんと外来を受診されたのは五年前のことだった。当時のみよさんは、天気のいい日は畑に行くことを楽しみにしていたが、一人で行ってもどうすればいいのかわからず、何もできないことが多かった。しかし、草むしりくらいはできるし、ご近所さんと話すことはとても楽しかった。診療所には月に一度外来に受診していたのだが、みよさんはいつも決まって「ずっと家にいたい」と私に話しておられた。家族もそのことはよくわかっていて、介護保険を申請し、ケアマネージャーの佐藤さんと相談しながらデイサービスを利用していた。

しかし、元気だったみよさんも、年齢を重ねるごとに足腰が弱り、昨年の秋ごろからは自分一人で歩くこともできなくなった。楽しみにしていた畑にも行けなくなり、家にいても寝ていることが多くなった。介護の手間も多くかかるようになり、佐藤さんが介護用ベッドを手配し、ヘルパーの森さんにオムツを交換してもらうことになった。床ずれも心配だったので、訪問看護師の川島さんも訪問してくれることになった。みよさんは寝たきりであっても、ヘルパーさんや訪問看護師さん、そしてご近所さんが顔を覗きに来てくれることが一番の楽しみとなった。

とはいえ、寝たきりになったみよさんの介護は大変で、家族の負担も大きくなっていった。

次頁の写真：介護老人福祉施設「もみじ」の助けを得ながら、自宅へ戻ってきた。医師も看護師もケアマネジャーもヘルパーも、そしてご近所さんも、もちろん家族も、迎えてくれた。
「おばあちゃん、おかえりなさい！」。

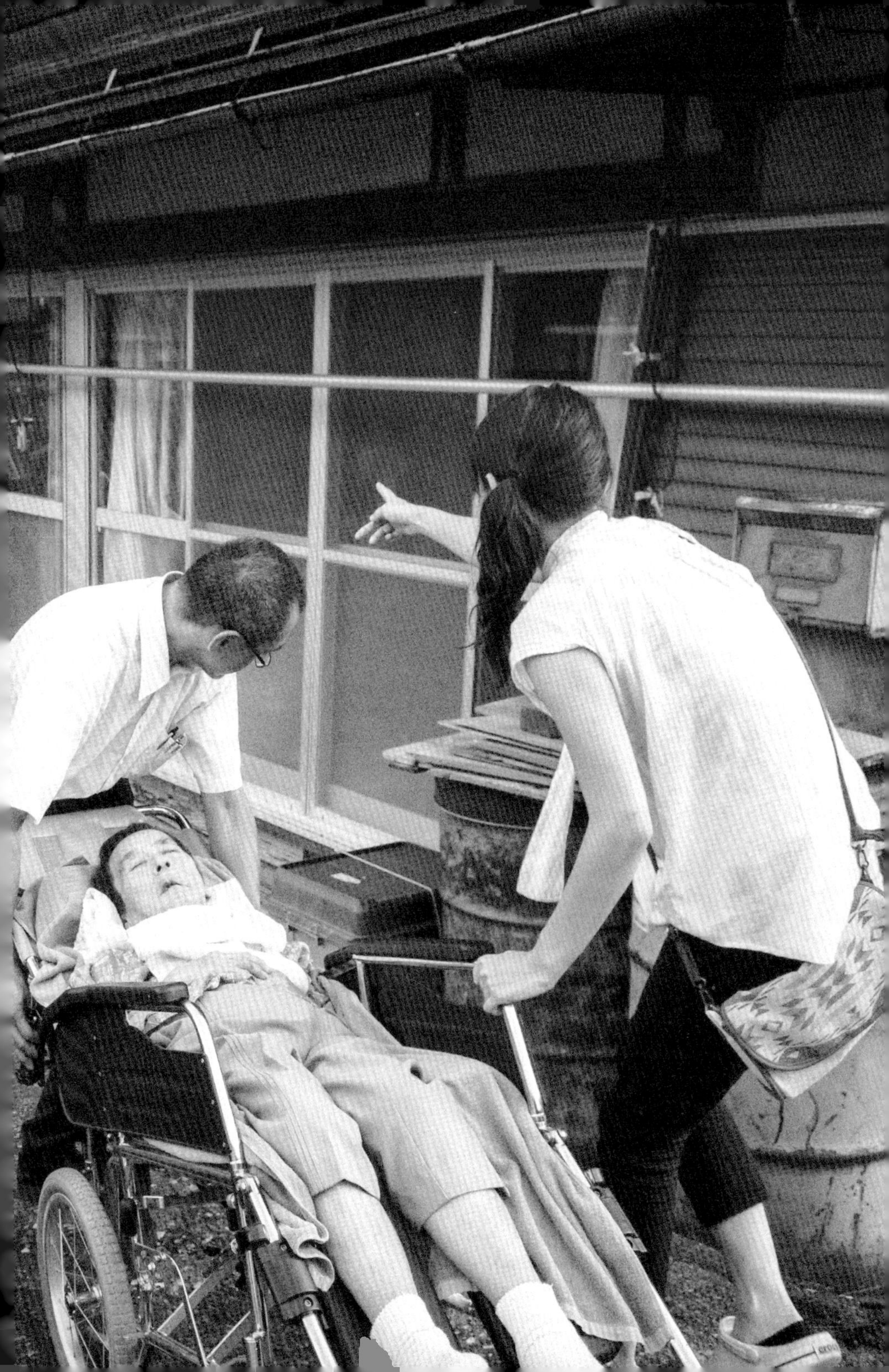

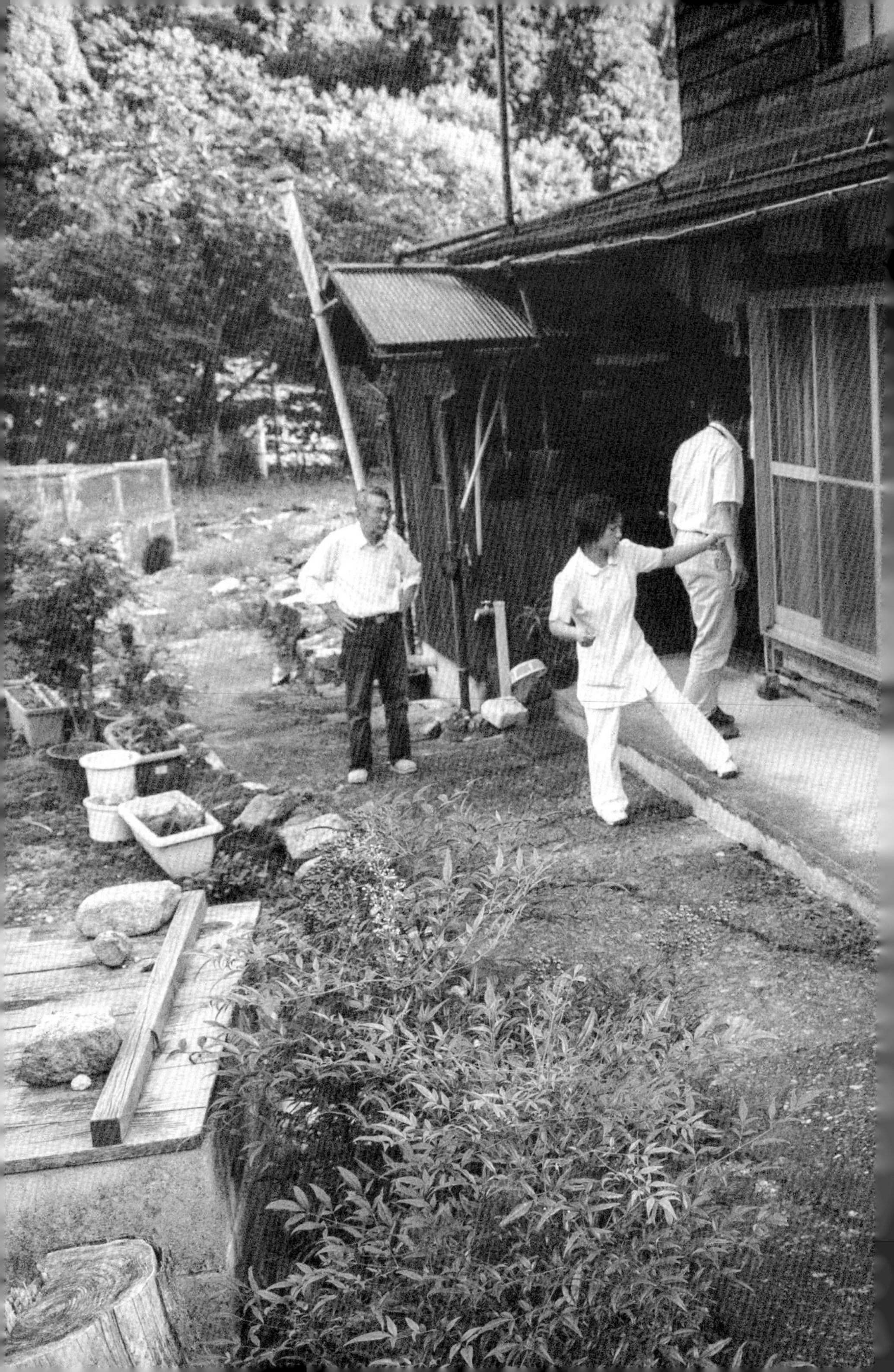

そんなある日、長男さんご夫婦が私のところに訪ねて来た。二人とも仕事を持っているので在宅での介護を行なうとともに老人ホームの申し込みもされたとのことだった。後日、老人ホームから連絡があり、ようやく順番がまわってきたのだが、どうすればいいか、と息子さん夫婦が改めて相談に来られた。もちろん、私も無理に在宅介護をすすめることはせず、ご家族の希望どおり、みよさんはその翌週から老人ホームへ入所することになった。幸い、そこは私が担当する老人ホームだったので、入所後もみよさんの主治医は私が継続することになった。

最期を迎える場所はちゃんと決めていた

入所して半年ほど過ぎた頃から、みよさんの食欲が徐々に落ちてきた。血液検査をしたが、どこも異常はなく、あえて診断をつけるなら「老衰」である。日ごとにみよさんの元気がなくなり、一週間ほどすると、ご飯がほとんど食べられなくなった。さらに二週間後には水分もほとんど摂れなくなり、ベッドで横になって目を閉じたまま、挨拶をしても返事をほとんどされない日が続いた。

そんなある日、みよさんを担当していた老人ホームのスタッフが「長男さん、連れて帰れるかしら?」と、ポツリと言った。私も今しかないと長男さんを呼び出し、「このままの状態だと、あと一週間は難しいです。数日後にお迎えが来るかもしれない」と正直に伝えた。すると長男さんは、「じゃあ、家に連れて帰ります。最期は家で息をひきとらせてあげたいんです」と言い、自分の胸の内にあった想いを堰を切ったように話し始められた。みよさんは家にいたときから「家がええわ」と言っていたので施設に入れた自分自身に後ろめたいような気持ちがあったこと、認知症になっても元気に畑へ行ってご近所さんと話をしていたこと、なによりご近所さんが今でもみよさんのことを気にかけてくれていることなどだ。

家庭での介護は大変だったが、最期を迎える場所はちゃんと決めておられたようだ。急遽、老人ホームの退所手続きが進められ、ケアマネージャーの佐藤さんのところに連絡が入り、自宅にはもう一度、介護用ベッドが準備された。ヘルパーの森さんと訪問看護の川島さんへも連絡し、翌日の昼にはみよさんが家に帰ってこられた。

お別れする時間をともに過ごすことの大切さ

家に帰ってこられた日の夕方、私が往診に伺うと、みよさんのベッドは仏壇の前に置かれていた。そして施設では全く反応がなかったみよさんの表情が違って見えた。私が「診療所です」と声をかけると、みよさんは大きく頷かれ、訪問看護師の川島さんが「家に帰ってこられてよかったね」と声をかけると、さらに目を大きく開けてニッコリ笑われた。その調子でヘルパーの森さんに食事を食べさせてもらうと、水ようかんを一つペロリと食べたのだ。

みよさんの臨終が近いと聞きつけて集まっていたご家族や親戚の方、そしてご近所の方もみよさんの様子に半信半疑の表情を浮かべ、「なんや、思ったよりも元気そうやね」と言う人もいた。しかし、死期が迫っていることに変わりはなく、あと数日もつかもたないかと私が言うと、集まった人皆の表情が変わり、一人、また一人と、みよさんにお別れの言葉をかけていった。

人生の最終章を迎えておられる方を前にして、我われ医療や介護のスタッフができることは、寄り添うことくらいしかないと感じることがある。しかし、自分たちが何もできなくても患者さんが目を開けたり、うんうんと頷く、あるいは少しだけでも口からものを食べるだけで、私たちはとてもうれしい。臨終が近いと知らされ、寄り添う人の心の中では、まだまだ元気に生きていてほしいという希望、いよいよそのときがきたかという覚悟、あるいは残された時間を考えると、最期の別れをしておかなければという迷い、そんなさまざまな気持ちが浮かんでは消える。しかし、そのようなときにも、目の前の人にいつかは訪れる「死」からも目を背けることなく寄り添っていると、最期まで自分らしく生きている姿、生きていることの大切さを我われに伝えてくれているのではないかと感じることがある。

皆と挨拶した翌日、みよさんは静かに息をひきとられた。ちゃんとお別れの挨拶ができ、ご家族、親戚の皆さんも納得の大往生であったとともに、みよさんも残された人に最期まで生ききることを伝えることができたようだ。そんな場面に立ち会うたびに、最期の時間をともに過ごすことの大切さを教えてもらっているように思う。「命のバトン」が次世代に伝わる大切な時間なのだ。

在宅医療とは地域づくりなんだと思う

在宅医療の場面では、医師や看護師だけではなく、薬局さんやヘルパーさん、ケアマネージャーさん、リハビリのスタッフ、病院の先生やメディカル・ソーシャル・ワーカーさん、行政の方やご近所さん、あるいは宗教家の方など多くの方に関わっていただいている。在宅医療というものは自宅でただ単に医療や介護を提供することだけではなく、その人が最期まで一生懸命生きていることを支える、あるいは見届ける役目もある。言い換えると、年老いても、認知症になっても、あるいは病を患っていても、誰もが安心して暮らせるには、支える人たち、支える地域が必要なのである。つまり、在宅医療というものは、地域づくり、町づくりなんだと思う。

大病院のような検査や治療はできなくても、地域でしかできないことがある。私は名医にはなれなくても、この地域の人たちを支えられる良医でありたい。

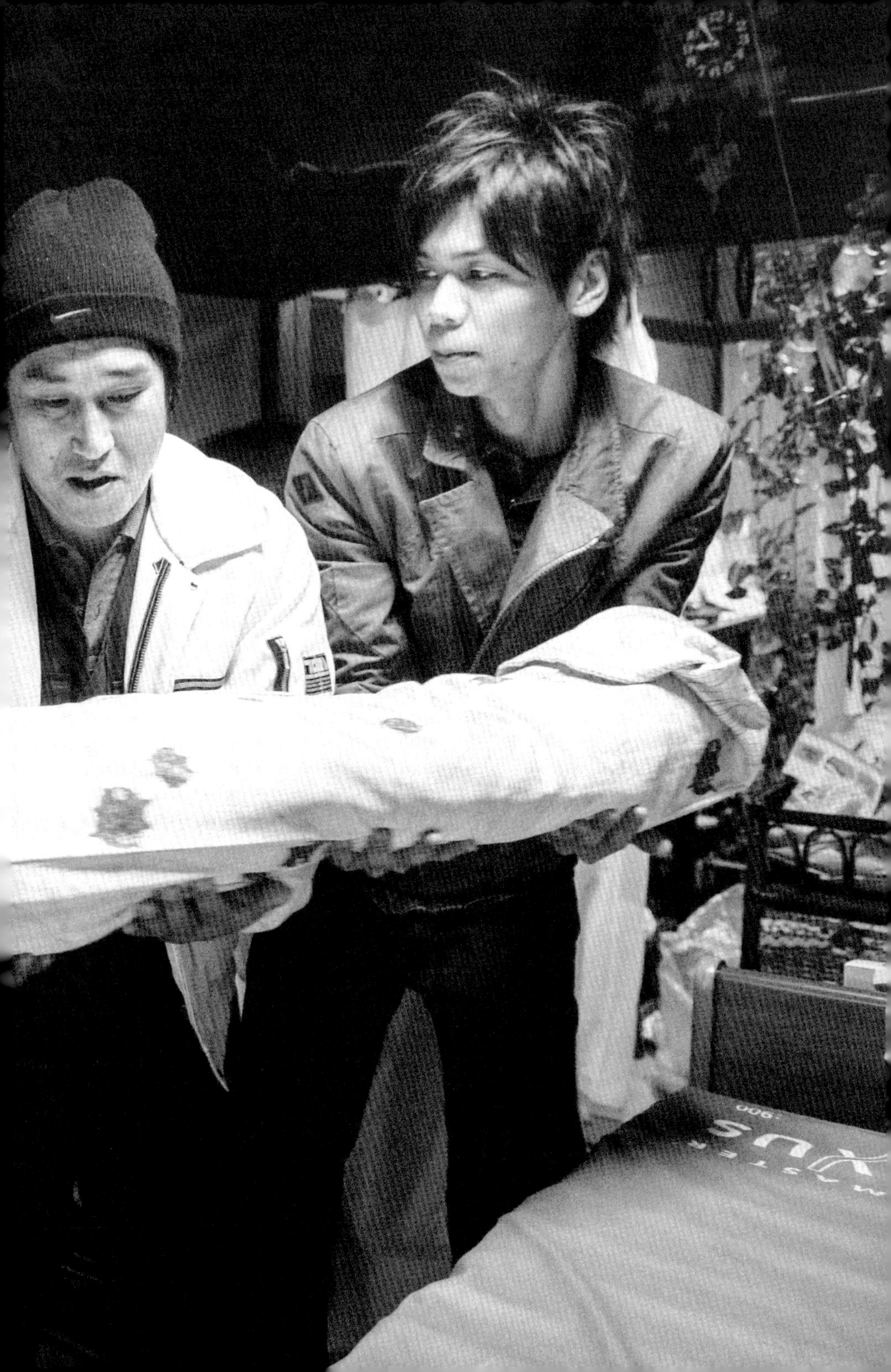

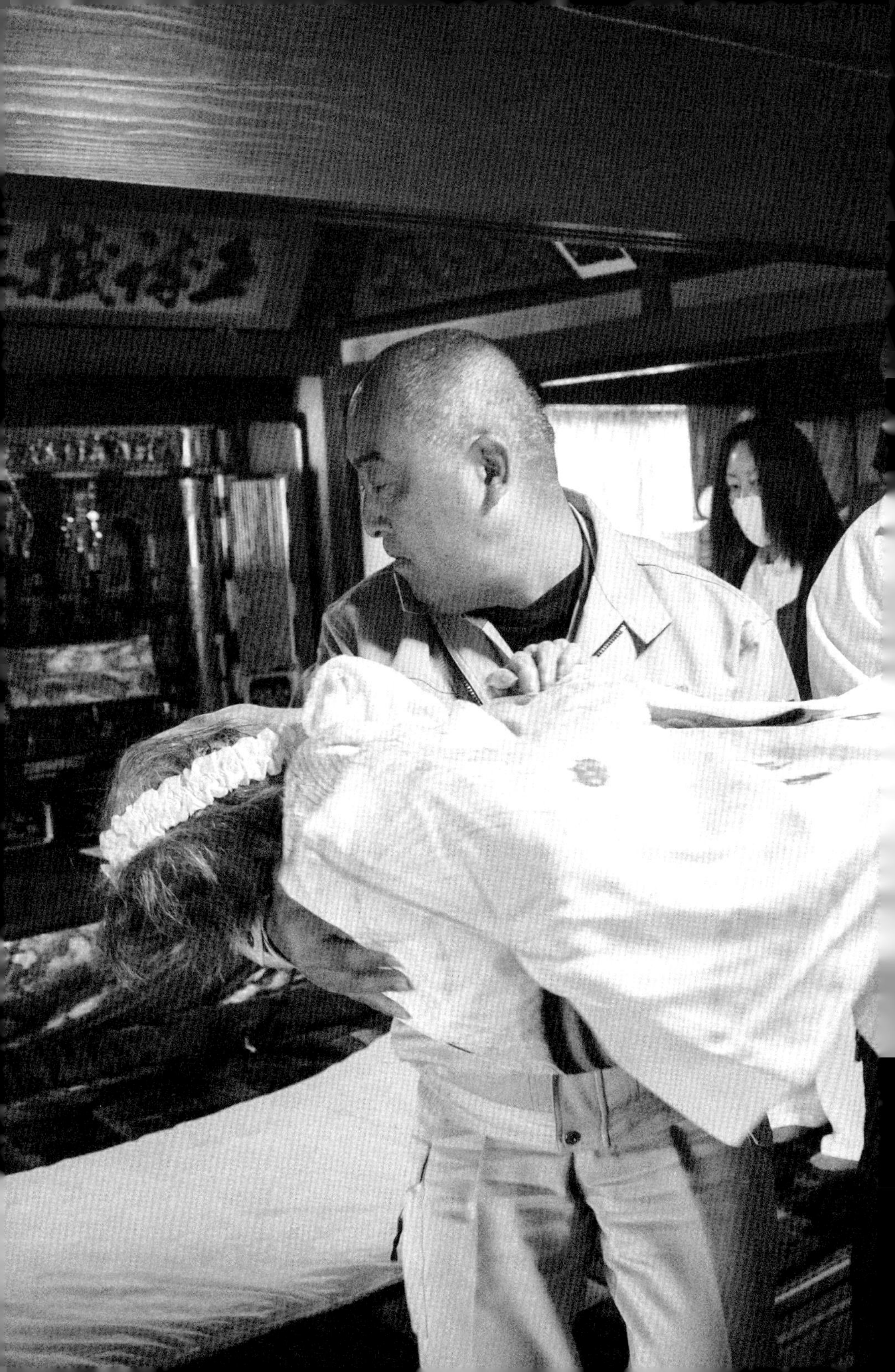

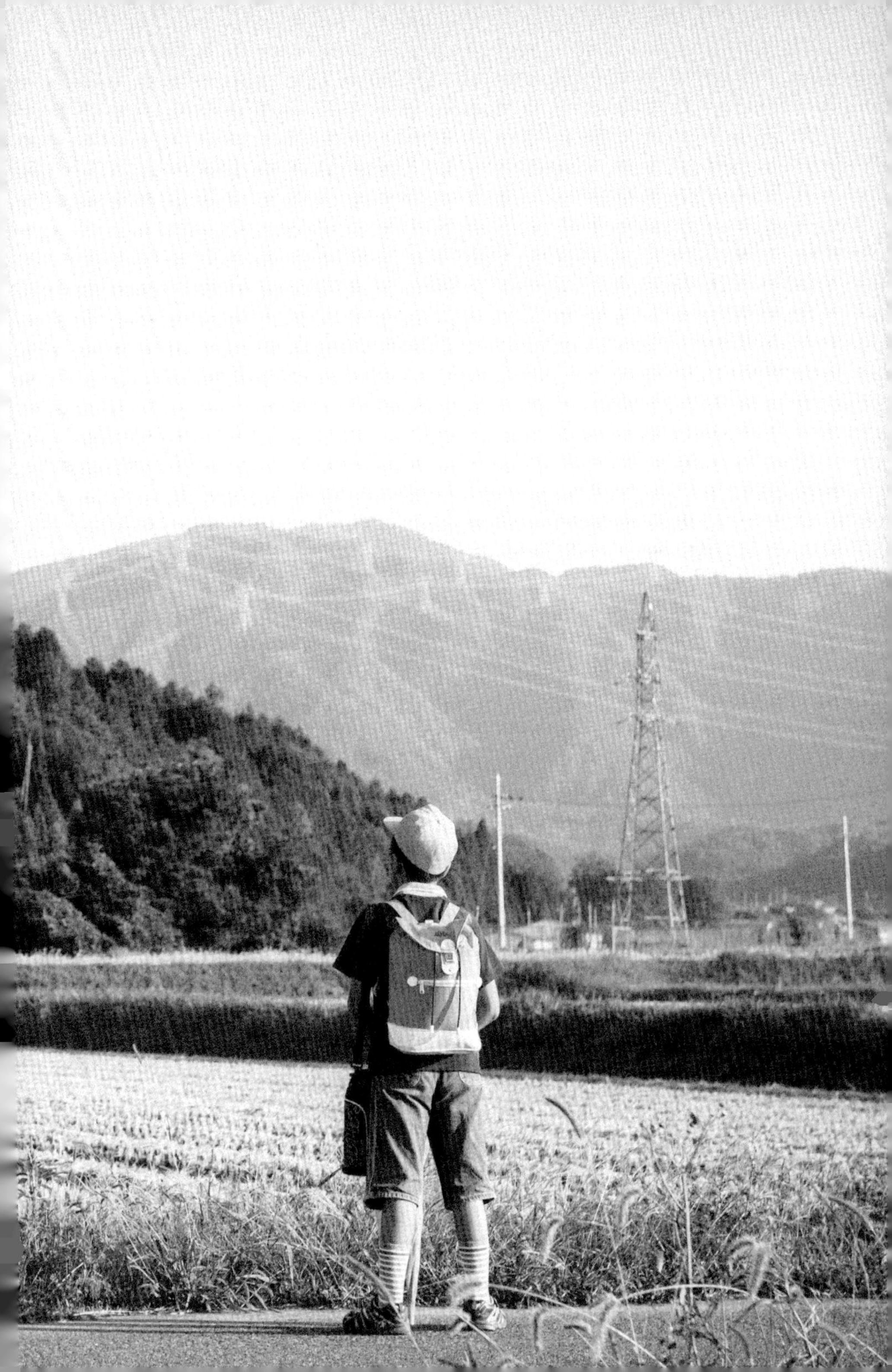

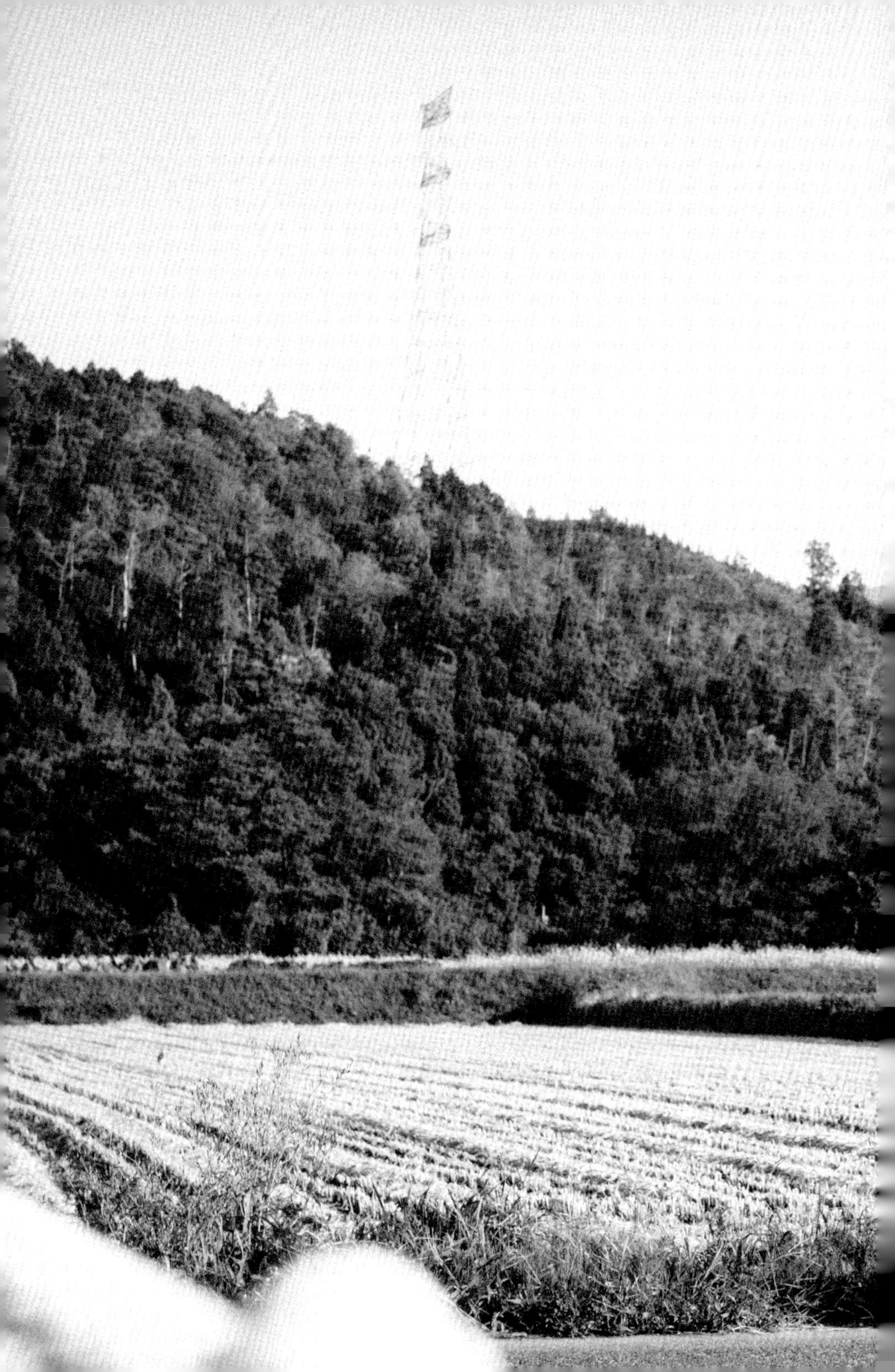

第四章

永源寺の「地域まるごとケア」の歩み

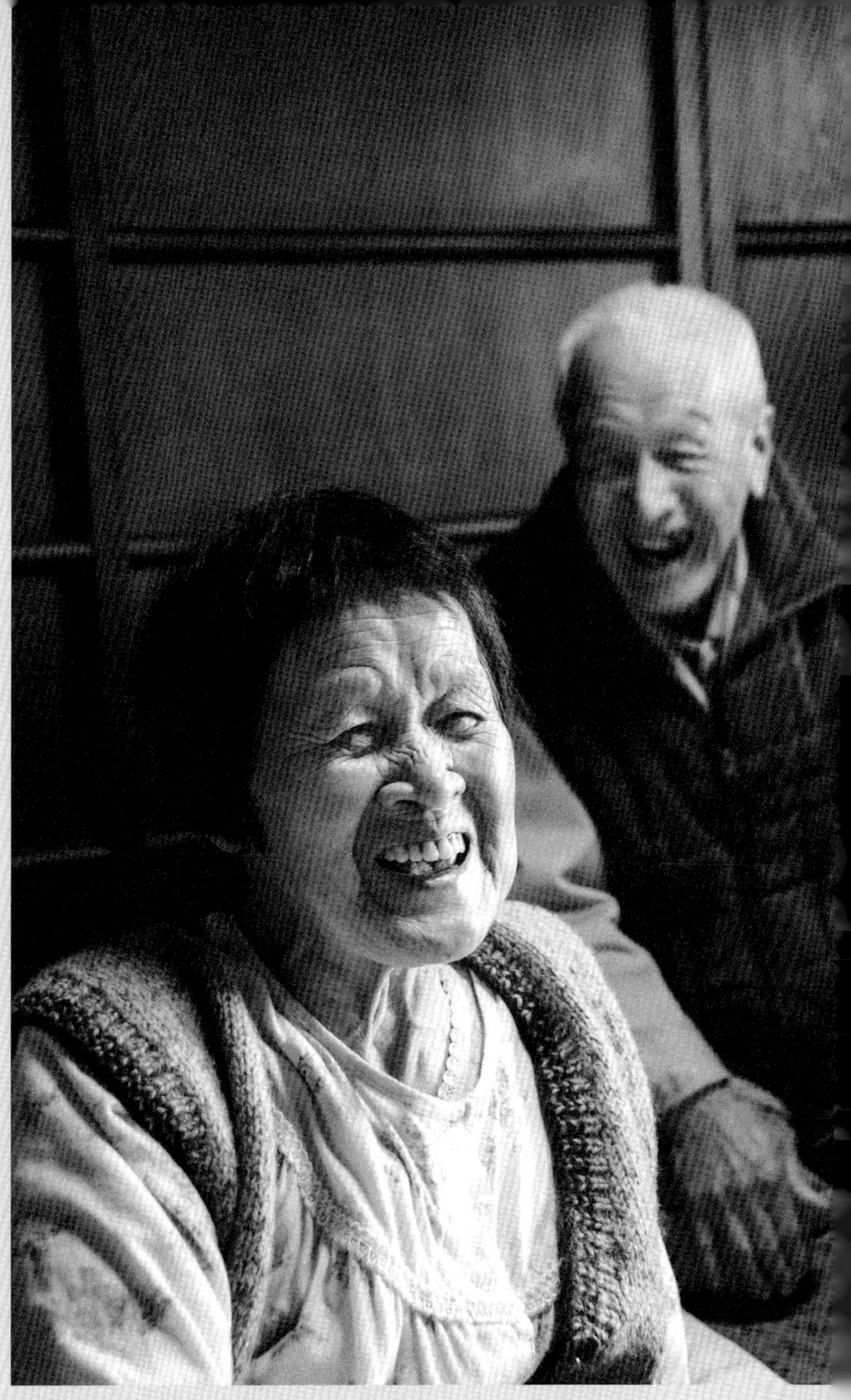

▽永源寺は日本の未来図

二〇一四年、日本の高齢化率は二五％を超えた。今後、さらに少子高齢化は進み、二〇二五年には三〇％を超えると予想されている。永源寺地域の高齢化率は、私が赴任した一五年前はおおよそ二五％、三年前からは三〇％を超えている。日本の平均よりも、少なくとも一〇年先に進んだ地域である。そんな少子高齢化が進んだ永源寺地域で活気があるのは、介護施設と葬儀屋さんぐらい。永源寺地域には黒字をはじき出すような目立った産業もなく、しいて言えば、農業と林業が主な産業となろうが、担い手さんは高齢者ばかり。地域で車を運転できる人もだんだんと少なくなり、買い物は週末に帰ってくる息子さんと一緒に出かける程度で、地元のスーパーやコンビニからは客足が遠のき、地域のお店もだんだんと寂しくなっている。お客さんはもとより、お店の経営者さんたちも歳をとって仕事が辛くなってきたとこぼされている。公営のバスは毎年赤字続きだが、高齢者の通院や買い物手段がなくなるのは良くないとのことから、行政からの補てんをしながら運営を続けている。また、高齢者を支える医療費や介護施設の利用料、そして、皆さんが負担する健康保険料や介護保険料の負担もどんどん増えていく。今後、日本全国で少子高齢化が進むと、このような現実が待ち受けているのである……。このように、永源寺地域も経済的な側面だけでみると、非常に寂しい地域である。しかし、本書で紹介したように、地域の人たちの表情はとても明るく、そして皆、いきいきとした人生を送られている。その理由は、なぜなのだろう。

都市部の人がまだ見たこともないような高齢化率の高い地域で、いかに安心して生活するか、そのヒントの一つとして、永源寺地域の様子を紹介させていただいた。すべての地域で、永源寺地域と同じような取組みができるわけではないが、自分たちが年老いても、安心して生活することができるように、今からできることとして、参考にしていただければ幸いである。

▽小串輝男先生との出会い

私がこの永源寺診療所に赴任したのが平成十二年。当時、当地域の八日市医師会副会長をされていたのが小串輝男先生だ。他所から赴任した私を、中澤明医師会会長（当時）とともに、あたたかく迎え入れていただいた。そして平成十六年からは、小串先生が医師会会長となられた。ある日、テレビ番組で、在宅医療に熱心に取り組んでおられる医師のドキュメンタリー番組が放送されていたときのことだ。出演されていたのは大学の先輩だったので、私もそのテレビ番組を観ていたが、番組が終わるやいなや小串先生が、私のところに直接電話をかけてこられた。「いつか君のやっていることを、俺が全国に紹介してやる。だから、君は今の仕事を頑張れ、俺と一緒に頑張ろう」と言われた。最初、なんのことやらわからなかったが、その後、小串先生はいろいろなところで私のことを紹介してくださった。そして私個人も、写真家の國森康弘さんと出会ったり、新聞やテレビの取材を受けたりと、いろいろなご縁をいただいた。これらのすべてが、小串先生が手配してくれたことではないが、いつも私のことを気にかけていただき、また、応援していただいている小串先生に感謝である。

そんな小串先生と一緒に、滋賀県東近江地域の医療福祉を盛り上げようと進めてきたのが、「三方よし研究会」である。

▽三方よし研究会の始まり

滋賀県東近江医療圏は、東近江市、近江八幡市、日野町、竜王町からなる人口二三万人の地域である。地域には一一の病院と一〇〇以上の診療所、介護施設が点在しているものの、以前は東近江圏域内での医療と介護の連携はなかなか進んでいなかった。このため、病気で入院しても十分リハビリができないまま退院し、不自由な在宅生活を強いられたり、往診してくれる医者が探せないので、寝たきりであっても、毎月、外来に通院しなければならない人たちがいた。このような状況を改善しようと、二〇〇七年から保健所が中心となって、地域の医療機関が連携しようという取組みが始まった。当時の東近江保健所所長である角野文彦氏と小串医師会長が協力して、圏域内の病院および病院内の地域連携室、医師会、看護師、リハビリ担当者らに呼びかけた。

まず、脳卒中で入院した人が、退院後もスムーズにリハビリの施設に転院したり、地域の診療所が往診したりできるように、お互いが連携できる会議を二〇〇七年九月から始めた。当初は「東近江医療連携ネットワーク」と称し、医療だけの連携を意味する呼称であったが、やはり介護との連携やその他の職種との連携も視野に入れる必要があるという意見が出た。さらに、この地域ならではの名前をつけようと、近江商人の家訓である「売り手よし、買い手よし、世間よし」の三方よしにちなみ、「患者よし、機関よし、地域よし」の「三方よし研究会」と名づけられた。そんな研究会も当初は、声のかかった関係者しか参加がなかったが、その後、薬局、歯科医師、消防署など、高齢者に関係するであろうと思われるありとあらゆる人たちに声をかけ、さらには、医療・介護の関係者だけではなく、我われ専門職と一緒に地域のことを考えてくれる一般市民の方にも声をかけた。

例えば、脳卒中の治療に関する議論のときのこと、病院関係者だけで考えると退院するところがゴールになってしまうが、病院以外の人も加われば、患者さんにとっての療養生活は病院だけで完結するものではないとの意見が出た。このような意見が出始めると、病院での治療だけではなく、退院後の生活について、介護スタッフや一般市民の方々からもたくさんの意見が出始め、多職種で一緒に議論することができるようになった。退院後のリハビリで苦労しているという意見が出れば、入院中の早い時期からリハビリができる体制を病院の医師が考え、一般の人も、どのようなときに救急車を呼べばいいのか学ぶ機会も増えた。リハビリ病院の理学療法士さんからは、往診している主治医との書類だけのやり取りだけではなく、電話やＦＡＸなどでこまめに連絡をしていただけるようになった。このように会議を進めるうちに、お互いの顔の見える関係が築け、多くの人たちがさまざまなところで動き始めた。

会議のなかで、「まず自分たちに何ができるかを考えよう」そんな声がかかると、一般の方から「地域の人たちに、この地域の医療状況を知ってもらうことが大切だ」という意見が出た。すると皆が賛同し、医療・介護関係者と行政、一般市民が協力し、「市民が考える医療フォーラム」を開催した。フォーラムでは、三方よし研究会の活動はもちろんだが、病院医師不足のこと、そして在宅医療のことなど、地域の医療に関することを、多くの人たちと一緒に考える機会となった。例えば、医療現場の現状を理解するうちに、行政や病院に対する文句ばかりを言っていても仕方がない、自分たちに何ができるか、そして地域の病院や診療所がどうすれば仕事がしやすくなるかを、皆が各々の立場で考え始めたのである。そして、子育て中のお母さんたちが、「自分たちの力では小児科医を増やすことはできないが、自分たちのできることをやろう」と声を上げ、「はちどりの会」という母親同士の子育て勉強会を結成した。さらに、はちどりの会と総合病院の小児科医師が一緒に考えて、母親向けのリーフレットを作成した。リーフレット「子どもの様子がおかしかったら」は、夜間や休日に急に子どもの具合が悪くなったときに、急いで病院に受診しなくても対応できる方法をまとめて冊子にしたものである。

このように、予防から病院での治療、そして地域での暮らしまでを、皆が一緒になって議論することができ、医療・介護関係者だけで解決できないことであっても、行政や一般市民とともに考えられるようになり、「できることからはじめよう」「走りながら考えよう」を合言葉に、いろいろな知恵が出ることで、皆が行動する、大きな「うねり」が起こり始めたのである。

そのような活動もあり、現在、三方よし研究会は毎回一二〇名以上の参加者を数えるまでになっている。参加する職種も医療・介護関係者はもちろんであるが、行政、大学教授、ＮＰＯやボランティア団体などの一般市民の方、ジャーナリスト、宗教者など多岐に及び、視察なども含めて、圏域外からの参加者も迎えている。この結果、二〇一二年には「新しい医療のかたち賞」を受賞、また、小串先生も日本医師会の「赤ひげ大賞」を受賞するなど、全国からも、高く評価されている。

▽永源寺地域における地域包括ケア

高齢者人口がピークを迎える二〇二五年に向けて、厚生労働省は、年老いても安心して生活を継続するために、全国各地に「地域包括ケアシステム」を構築するように推進している。これは、「疾病を抱えても、自宅等の住み慣れた生活の場で療養し、自分らしい生活を続けられるために、地域における医療・介護の関係機関が連携して、包括的かつ継続的な在宅医療・介護の提供を行うこと」と書かれている。じつはこの三方よし研究会の活動は、厚生労働省が進める「地域包括ケア」そのものなのである。

私がここに赴任した一五年前から、永源寺地域でも三方よし研究会のような医療と介護が連携した地域包括ケアチームをつくろうとしたのだが、これにはいくつかの課題があった。まず、永源寺地域には病院はなく、医療機関は永源寺診療所ともう一軒の開業医さんがあるだけで、薬局は一つしかない。介護施設はいくつかあるが、入所できる施設は一カ所だけである。ヘルパーさんの事業所はあるが、訪問看護や訪問リハビリを提供してくれる事業所はない。このような永源寺地域で、医療・介護が連携する「地域包括ケア」を推進するように進めようとしても、限られたサービスの中だけでは、そう簡単に実現するものではない。

そこで、医療と介護だけで地域を支えるのではなく、地域の皆で地域全体を支えることができればという想いが湧いてきた。例えば、医療・介護といった、こちらの持っている資格で分けるのではなく、地域の力を「自助」「互助」「共助」「公助」と分けて考える視点を持つのはどうであろうか。

例えば「自助」というのは、自分のことはできるだけ自分でできるようにすること。食事や着替え、トイレに行くといった日常的な動作だけではない。病気にならないような日常生活の自己管理や病気になったとしても薬を忘れずに飲んだり、過度な食事や飲酒を控えたり、運動を心がけた生活を送ったりすること。そして、何より歳をとっても趣味を持ち続ける心や、家庭や地域の中で自分の役割を持ち続けられるような立場を保つこと。「自助」を遂行できることが、在宅で生活をしていくうえで一番の基本であると思う。しかし、歳をとってきたり、もの忘れが多くなったりすると、なかなか自分の思いどおりにならないことも多々ある。そんなときでも大きな支えになってくれるのが、「互助」である。

「互助」は言葉のとおり、「おたがいさん」という意味である。例えば、ご近所さんやボランティアの方々の活動、もちろん家族もこの中に入るであろう。田舎には普段からの付き合いがあり、お金を払わなくても、いろいろな人がお互いに支えてくれる「互助」のシステムがある。これを読んでいるあなたは、もし自分に支えが必要になったとき、誰が自分の支えになってくれるか考えてみてほしい。「妻（あるいは夫）がいる」と答えたあなたは、甘い！　奥さんはいつまでも自分の思いどおりに支えてくれるだろうか。たとえ奥さんがいなくても、自分の支えになってくれる人とつながりを持つことができているだろうか。困ったときに、奥さん以外の人にものを頼むことができるだろうか。そして、それ以前に奥さんにも「ありがとう」と、感謝の気持ちを述べているだろうか。奥さんに「ありがとう」も言えないあなたは、互助の力が弱ってはいないだろうか。夫婦仲睦まじく、というのもいいが、老後の支えのためには、もう少し幅広い互助のつながりが大切である。

そして、「共助」は、社会保険のような制度化された相互扶助システムで、かみくだいて言うと、皆で少しずつお金を出し合って、困った人のところにしわ寄せがいかないように支えるしくみのことである。日本の医療保険や介護保険は、病気や介護が必要な人びとを支える制度としてつくられているが、この国民皆保険制度は、世界のどの国よりもすぐれた共助のシステムである。これだけで皆さんの生活のすべてを支えることはできないが、破たんしないように大切に守っていかなければならない。

そして最後に「公助」である。これは、文字どおり公《おおやけ》が行なう支援策で、行政が主に行なう仕事である。自助・互助・共助だけでは対応できない生活保護や低所得者の支援、そして、インフラの整備などがある。

このように考えると、我われの行なっている医療や介護というものは、「共助」という全体の一部分でしかないのである。しかし、この地域全体を見回してみたとき、医療や介護以外にもたくさんの支える人たちがいることに気づいた。それは「互助」に代表されるような、お金の対価として提供されるような公的（フォーマル）なサービスとは違う、ご近所さんやボランティアさんといったような非公的（インフォーマル）なつながりなのである。そのような人たちと一緒になって地域全体を支えることができれば、たとえ高齢化を迎えても、より安心して生活ができる地域になることができると思う。だから、永源寺地域の目指すべき方向は、医療・介護関係者だけで行なう地域包括ケアだけではなく、地域の皆が地域全体を支えあう「地域まるごとケア」だと思っている。

▽農村部と都市部の地域包括ケアの違い

今まで書いてきたように、在宅での生活を支えているのは医療だけではない。看護や介護、そして行政、そして何より地域の人たち、つまり地域で支えあうコミュニティが大切なのである。

では、そのようなコミュニティを求めて、退職した後は都会を離れて田舎に住めばそれで解決するのか？

私の答えは「そんなに甘くはない」である。

例えば退職後に、田舎につくられた別荘地などに都会から引っ越してきた人は、「都会の煩わしさから解放されたくて引っ越してきたのに、なんでいまさら近所付き合いをしなきゃならないのだ」と言うだろう。そのような人は、自治会にも加入せず、地域の行事にも参加しない、地域の誰にも干渉されない、そんな悠々自適な生活にあこがれるのかもしれない。しかし、歳をとれば誰しも病気を患ったり介護が必要になったりするときがくるのだが、引っ越した田舎で介護が必要な状態になっても、互助のつながりがなければ、介護サービス以外は誰も助けてくれないといった状況になるのは目に見えている。田舎でよくあるお隣さん同士の助け合いやおせっかいな訪問や手伝いを避けていたわけだから当然である。こうなると、やっぱり便利な都会がいいと思い、「都会だったらこうはならない」「行政は何をやっているんだ」と、不満ばかりになっていくのがオチである。

じつは、今、高齢化率の高い農村部で、地域の人たちが安心して暮らせているのは理由があるのだ。田舎ならではの祭りや普請、あるいは近所付き合いが煩わしくて、都会に移り住んだ人もいるだろう。しかし、田舎に住み続けた人たちは、そのようなお金では表わしにくい「互助」を、煩わしさとひきかえに蓄えてきたのだ。歳をとって身体が不自由になって誰かの支えが必要になったら、積み立ててきた「互助」を使って生活をやりくりする。田舎の人にとってはごくごく自然な、お互いの生活を継続するシステムなのである。だから、都会の人が田舎に引っ越したら何とかなるのではなく、今、自分の住んでいる地域で「互助」を貯めていく生活を心がけるべきではないだろうか。

じつは都市部でも、「互助」に代わる人と人とのつながりがないわけではないと思っている。それは、同じ会社を勤め上げた仲間であったり、愚痴の言い合える仲のいい女性同士の趣味サークルだったり、場合によっては宗教のつながりであるかもしれない。都会にも、このような単なるつながりの関係から、さらに一歩進んで、「互助」のつながりをもった「小さな田舎（コミュニティ）」をつくることができれば、年老いても、認知症になっても、独り暮らしであっても、安心して生活ができる地域になるはずである。

今、地域に求められているのは、在宅での医療や介護を提供する「地域包括ケア」はもちろんのことであるが、お互いが地域のことを知り、地域で支えられるような「互助」を貯めることができるコミュニティづくりであるように思う。都市部よりも一〇年進んだ永源寺地区で見えてきたもの、それは、我われ専門職が提供する「地域包括ケア」と、非専門職が支えあっている「互助」を地域の中でつなぎ合わせること。これらのスキマをうまく埋める「地域まるごとケア」ができれば、安心して生活できる地域になると信じている。

▽これから医療・介護を受けられる方に必要なこと

私が病院勤務をしていた頃、医療の役割は「一分一秒でも延命できるようにすることである」と先輩から教えられ、そのようなただ単に命をながらえるだけの医療を患者さんの家族から求められることが多かった。もちろん、本人は管につながれ、意思表示をすることができない段階になってからの話合い、病室の扉には面会謝絶と表示され白い壁と天井に囲まれ心電図の単調な音だけが響く空間に寝かされている。当時は、これが正しい医療であると思っていた。そして、臨終の場面は常に医療の敗北感と家族の悲壮感のみが漂う空しい時間であった。当時、働いていた病院で死亡診断書を書くたびに、「これを在宅で行なうのは無理だろう」という気持ちだけが残った。

しかし、診療所で勤務するようになって、そのようなただ単に命をながらえる医療を求めていない人たちがあまりに多いのに気づいた。外来に通われている人、往診をしている人、皆さんに尋ねてみたが、ほとんどの人は「家にいたい」「病院には行きたくない」とおっしゃっている。今まで最高の医療を届けようとしていた自分は、本当に患者さんたちから求められる医療を提供していたのか、そのような自問が続いた。しかし、往診に伺うたびに「ありがとう」と手を合わされる人や、地域の皆での穏やかな看取り、そして看取った家族の笑顔と満足感、それらを目の当たりにし、医師の考える最高の医療をすべての人が望んでいるわけではないと理解するには、そう時間がかからなかった。

「地域で看取る」これでよかったのだ。

しかし、今、もう一つの課題が浮かびあがってきた。

今まで地域で看取った多くの人は、昭和一桁生まれまでの人で、そのような方々は、人生を達観しているというか、老いや病に抗うようなことはせず、あるがままの人生を受け入れてこられたような方々であった。治療方針や介護のサポートにも常に「ありがとう」と言いながら、すべて「先生にお任せ」の人たちであった。しかし、今後そのような人たちに代わり、いわゆる団塊の世代の方々が後期高齢者となるピークが訪れる。団塊の世代の方々は、自分たちが高度経済成長を成し遂げた、そして、今の豊かな日本を支えてきたという自負があるとともに、「自分のことは自分で決めたい」という希望があると思う。

先に述べたように、今までの医療・介護の現場は、家族の希望に応じて延命治療を行ない、家族の負担と経済効率を天秤にかけて介護・施設をつくり続けてきた。言ってみれば、寡黙な高齢者に甘んじて、「お年寄りを大切に」と言いつつも、介護が必要になれば施設に入所するなど地域社会から排除し、「命は大切」とは言っても、本人の望む人生と向き合うことを避けてきたように思う。しかし、この本を読まれているあなたは、自分の人生の最終章を自分自身で決められないこと、つまり、受ける医療や介護のこと、あるいは自らが旅立つ場所を子や親戚に委ねることを、受け入れることができるだろうか。やはり、自分自身の人生だから、自分自身で決めたいという気持ちがあるのではないだろうか。

今まで考えたことはないかもしれないが、誰もが最期を迎えなければならないときが訪れる。事故や突然の病気などで、急に目の前に死が現われる場合もあれば、徐々にそのときが近づいてくる場合もある。いずれにせよ、この本を読んでいる今も、確実にそのときが近づいている。

しかし、いつ訪れるか、それは誰にもわからない。

もし、あなたが人生の最終章を迎えようとしたとき、どのような治療を受けたいか、どこで生活をしたいか、考えたことはあるだろうか。一分一秒でも延命したいと希望されるのであれば、口から食べられなくなっても、点滴治療や胃に穴をあけて食事を入れる胃瘻《いろう》栄養を行なうこともできる。呼吸が弱くなれば、気管に管をつないで肺に空気を送る人工呼吸もできる。心臓が弱ってくれれば、心臓を動かす薬や機械を使うこともできる。

しかし、これらの治療は、あなたが意思表示できなくなっても続けられるため、ほとんどの場合は、いつ止めるのか自分自身では決めることができない。

本当に自分の人生の最終章を自分で決められなくていいのだろうか？

私は、診療所に勤務するようになって、患者さん自身に、元気なうちから自分の人生の最終章について考えてもらうようにしている。

往診に伺っている人はもちろん、外来に通う人すべての人に対して、

「ご飯が食べられなくなったらどうしたいですか？」

「寝たきりになったら、病院か施設に入りたいですか？」

と、問いかけている。すべてを叶えてあげられるわけではないが、最期まで自分らしく生きるために必要な準備だと思っている。

▽今、皆さんに伝えたい

あなたの想いを聴いてくれる人がいますか？

あなたの希望を言葉にしていますか？

かかりつけ医というものは、診察室で血圧を測ったり、胸の音を聴いたり、薬を処方することだけが仕事

ではない。元気な頃も、病んでいるとき、そして老いを迎えても、その人の人生に寄り添うことも役割としてあるはずである。

自分自身の人生だから、どのような人生を送りたいのか、そして人生の最終章はどのように迎えたいのか、自分自身で決めてもらいたい。

地域の人の願いが叶うよう、医師として少しでもお手伝いができればと思う。

本書の第一章、第四章は今回書き下ろし、第二章、第三章は『現代農業』（農文協刊）平成十三〜十四年の連載記事を元にしている。

◉現世で病気を生きる人を扱った絵本

小串　輝男（三方よし研究会代表）

三方よし研究会の町づくりの発想

私は、第四章に示されている三方よし研究会に最初に関係した人間である。平成十九年十月に、当時の東近江保健所所長、角野文彦先生が、同年四月に改正発令された四疾病、五事業に係る医療法に応えるべく、多職種で連携し、地域で完結して脳卒中患者を看てゆこうと、各方面に呼び掛けられた。当時、私は東近江医師会の会長であり、参加は受動的なものであったが、角野先生が平成二十年四月より県庁に転勤になられたため、もともと医師の参加が少なかった三方よし研究会において、責任を持つ立場となってしまった。理学療法士、リハビリ関係者、看護師、薬剤師、地域連携室、行政職など多数の参加があるなか、私は心細い気持ちでいた。しかし、一年くらいすると、若い花戸貴司先生が、三方よし研究会に加わってくれるようになった。その発言・行動が、本書に記されているように、非常に説得力があり、会員の心打つものであったがため、それまで、うろうろしていた三方よし研究会の方向性は大いに固まった。そして、ＩＣＴ（インフォメーション・コミュニケーション・テクノロジー）に全くうとい私に代わり、ＭＬ（メーリング・リスト）を立ち上げ、三方よし会員への情報伝達や会員が難渋している事例報告などを、スムーズに行なえるようにしてくれた。今ではＭＬ会員が文字通り、北は北海道から、南は沖縄まで全国に五〇〇人以上いる。この数は、その充実した通信

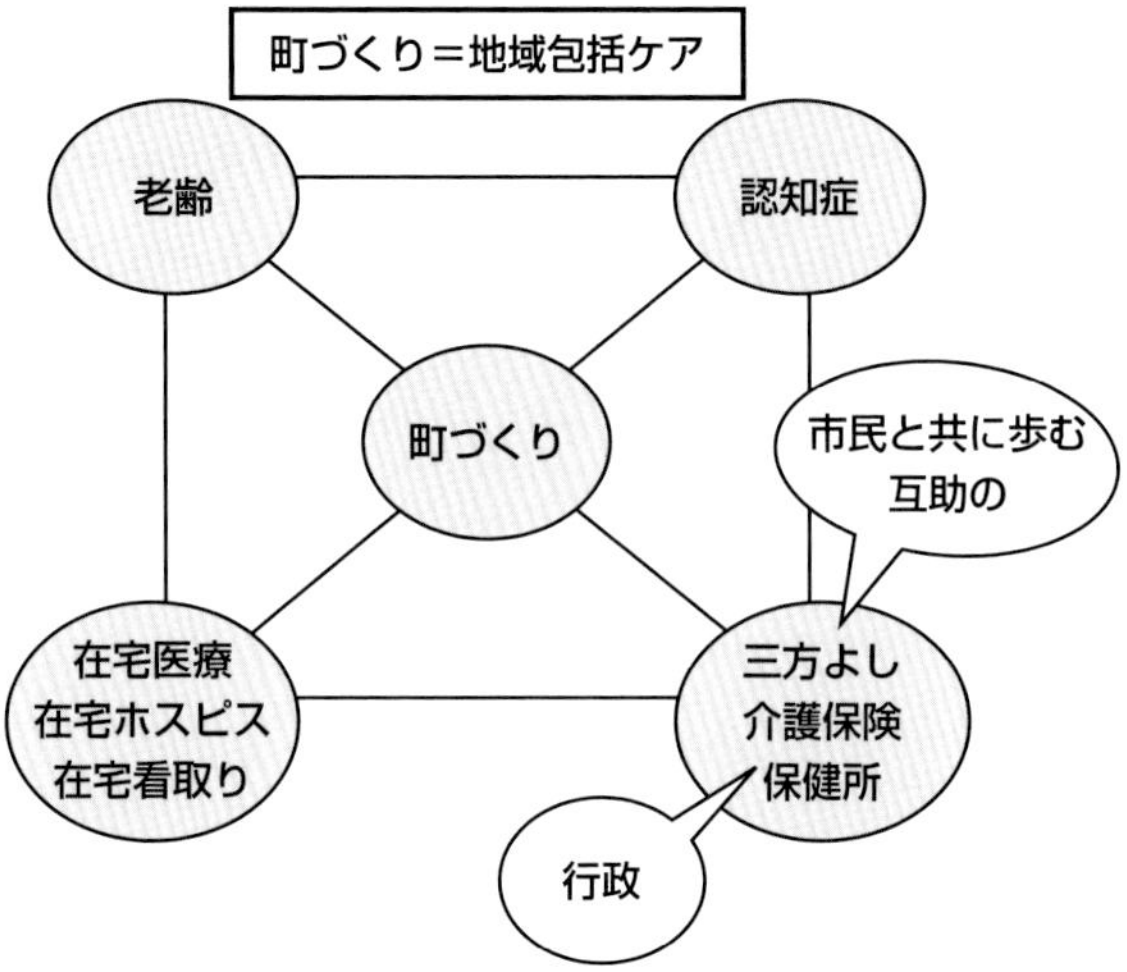

図１

内容と共に、全国一といわれており、花戸先生による、三方よし研究会の大きな実績の一つとなっている。

月一回の三方よし研究会で、会員各位とお話を続けるなか、三方よし研究会の目指す方向が、だんだん固まってきた。それは町づくりの発想である（図１）。歳をとっても（老齢）、認知症になっても、病気になっても（在宅医療）、がんになっても（在宅ホスピス）安心して暮らせる町づくり、その実現を手助けしてくれる、行政、そして、地域住民と共にこれを実現しようと努力する「三方よし研究会」という発想である。また、本書でたびたび出てくる、地域包括ケアという概念は、三方よし研究会の町づくりの発想と大差はない（花戸先生は、「地域まるごとケア」と称しておられる）。もちろん、本書で重点的に取り上げられている在宅看取りも、三方よし研究会の大きな目標である。その町づくりの発想を花戸先生は、着々と永源寺地区で実践しようとしておられる。それを各章ごとに述べてみたい。

死を看取る文化を支える

「第一章　病気が治らなくても元気に暮らす人たち」には、何回も書くと思うが、花戸先生の地域の人たちへのあたたかい視線が随所にちりばめられている。特に目を引くのが、タエさんの往診と愛犬テツの話である。「タエさんは散歩にもよく出かけるが、テツをおいて出かけることはほとんどない。出かけるときは、いつも一緒なのだ」。認知症の患者さんは、最近のことはすぐ忘れるが、動物をかわいがるといった、小さいときに培われた本能は、脳の中に堂々と残っている。だから、「ヘルパーさんのつくってくれた食事があるのを忘れて腐らせてしまっても、テツと一緒に家にいる生活を当たり前のように過ごしている」。「ご近所さんも、タエさんが散歩をしていても、決して徘徊などと大騒ぎはしない」。あたたかいご近所さんに囲まれて、三方よし研究会が目指している、認知症になっても安心して暮らせる町づくりを、永源寺地区はまさにいともたやすく実現してくれている。

「第二章　なぜ自分らしい死を迎えられるのか？」でも、またもや花戸先生のやさしい視線があふれている。「ある日、往診に伺うと、奥さんが『あの人は一緒に住んでいる小学一年生の孫（みずきちゃん）といるときが一番落ち着く』と笑いながら話してくれた。みずきちゃんは『ほけんしつ』とみずから書いたおじいちゃんの部屋で、宿題をしたり、おじいちゃんを相手に遊んだりしている。おじいちゃんの具合が悪く寝たきりであっても、一緒に暮らすことが当然のように、家族の一員として一緒に過ごしている」。しかし、「おじいちゃんが、近所の人など多くの人に見守られながら静かに家で息をひきとると、みずきちゃんは、ベッドのそばで大粒の涙を流しながら、おじいちゃんの手を握りしめていた」。死という厳粛なる事実の前で、なんとあたたかい光景であろうか。命のバトンは、確実にみずきちゃんに受けわたされた。

しかし、こういう風景は、自然に得られるものではない。あたたかい視線の花戸先生がこう書いている。「医学は日進月歩で発展し、多くの病を治せる時代になった。ついつい不老長寿も夢でない時代がくるかと勘違いしてしまうが、『老い』を治す方法は未だに見つかっていない。ほとんどの方の人生には『生・老・病・死』がある。『老い』や『死』も含めて人生のはずだが、我われは生活のなかから『老い』や『死』を遠ざけすぎてはいないだろうか」と手厳しい。

手厳しいが、私もまったく同感である。ある作家は、今の日本人は「老」「死」を頭の中に浮かべたことすらないのではないか、また別の作家は、「老」を「病」にすり替え「死」すらもなんとかできると勘違いしてしまっている、とも述べている。なぜか、それは、みずきちゃんのような体験を、今の日本人は約五〇年にわたり経験してこなかったからである。

しかし、永源寺地域の老若男女は、これを日常のこととして体験しておられる。日常のこと、これを人は文化と呼ぶ。そして、その文化を支えておられるのが、花戸先生である。本書を読むことにより、文化の息吹を実感されたことであろう。本書の価値の一つは、ここにあると私は断言しておく。

病気を診ずして人を診よ

「第三章　住み慣れた家で最期を迎えるために」では、花戸先生自身のエピソードが記されている。第二章でも記されているが、「肩で風を切るような医者で、人を見ず、病気しか診ていなかった」ことに気づいた（著者記：これに気づく医者は少ない。ほとんどの医者は病気のみを診ている。明治時代、脚気を発見した慈恵医大を創立した高木兼寛は、「病気を診ずして病人を診よ」と医者に忠告している）。花戸先生は、「一人ひとりの患者さんだけでなく、永源寺という地域全体を診たい。皆さんの一軒一軒のお宅が病室であり、道路が廊下、携帯電話がナースコールでいい」と決心する。「そして、それを支えるのは、たった一人の医師ではなく、看護師さん、薬剤師さん、介護のヘルパーさんやケアマネージャーさん、市役所の方やその他たくさんのスタッフと、永源寺に住む地域の人びとだ」と続ける。地域医療の「スーパーマン」の誕生の瞬間である。これを花戸先生は地域まるごとケアといわれる。

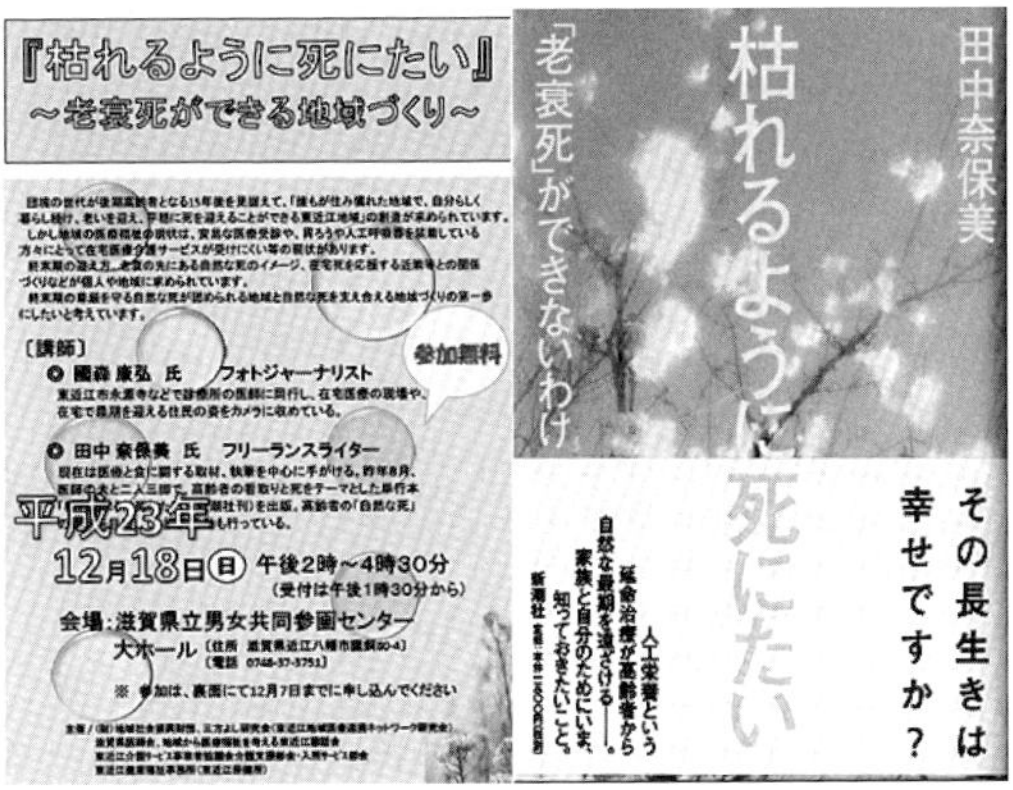

図2

そんな花戸先生が、あるとき一冊の本を持って私の前に現われた。その本とは、田中奈保美著『枯れるように死にたい～「老衰死」ができないわけ～』であった。帯には、「その長生きは幸せですか？　人工栄養という延命治療が高齢者から自然な最期を遠ざける――。家族と自分のためにいま、知っておきたいこと。」とあった。この本は、いまでも盛んに行なわれている、意識を失って口から食べられない人を生かすために、胃と腹壁に穴を開け、外から管を通して、体に栄養を送り込んで何としても生かそうとする、胃ろうという医療技術に対して、真っ向から反対する主張を表明されている。

当時、三方よし研究会では、この胃ろうに対し、日頃から身近に疑問を抱いておられ、脳卒中患者と身近に毎日接しておられる一神経内科医師が、三方よし研究会の会場で直接私に、胃ろうをみんな

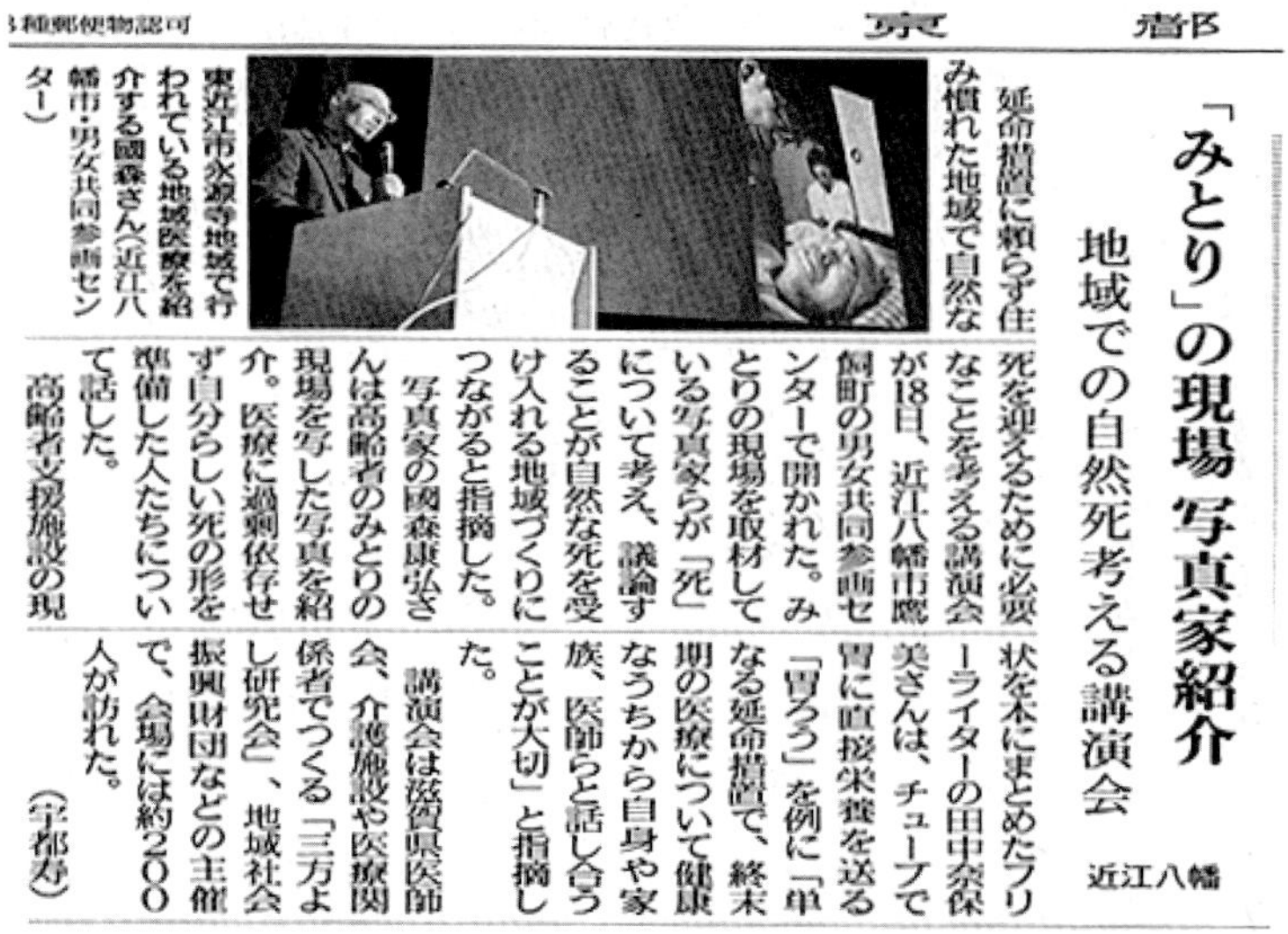

第3種郵便物認可　京都

「みとり」の現場 写真家紹介
地域での自然死考える講演会

近江八幡

延命措置に頼らず住み慣れた地域で自然な死を迎えるために必要なことを考える講演会が18日、近江八幡市鷹飼町の男女共同参画センターで開かれた。みとりの現場を取材している写真家らが「死」について考え、議論することが自然な死を受け入れる地域づくりにつながると指摘した。

写真家の國森康弘さんは高齢者のみとりの現場を写した写真を紹介。医療に過剰依存せず自分らしい死の形を準備した人たちについて話した。

高齢者支援施設の現状を本にまとめたフリーライターの田中奈保美さんは、チューブで胃に直接栄養を送る「胃ろう」を例に「単なる延命措置で、終末期の医療について健康なうちから自身や家族、医師らと話し合うことが大切」と指摘した。

講演会は滋賀県医師会、介護施設や医療関係者でつくる「三方よし研究会」、地域社会振興財団などの主催で、会場には約200人が訪れた。（宇都寿）

東近江市永源寺地域で行われている地域医療を紹介する國森さん（近江八幡市・男女共同参画センター）

図3
（『京都新聞』平成23年12月19日付け朝刊より）

で考えようではありませんかと、問いかけられたときでもあった。そこは、フットワークの良い三方よし研究会である。すぐ田中奈保美さんを呼んで、市民講座を開くことになった。図2にそのチラシと田中奈保美さんの本を示した。

チラシにあるように、田中さんの前に、本書と同じ農文協発刊の『いのちつぐ「みとりびと」』を書かれた國森康弘氏が、厳粛な氏の眼力と精緻なタッチで撮られた在宅看取りの現場を、大画面で描出してくれた。小生はこのとき、國森氏とは初めての出会いであったが、この大画面には度胆を抜かれた。これは、当日集まられた多くの市民の方がたも同じだったと確信する。それを、さらに膨らませるべく、田中さんは枯れるように死ぬことがいかに重要か、そのためには胃ろうなどしてもらわず、家族が覚悟を決めて、逝く人に寄り添うことが大切であると、切々と多数の市民に訴えられた。反響は大きく、マスコミはすぐ取り上げてくれた（図3）。國森氏は以来、時代の寵児となっておられる。

さて、ここまで書いてきたら、國森氏の書かれた『いのちつぐ「みとりびと」』と本書との関係に気づかされた。すなわち、前者は逝く人を扱った絵本であるのに対し、後者は現世で病気を生きる人を扱った絵本といえよう、ということである。しかも、後者の写真も國森氏が撮られたものという。写真の笑顔がすべて素晴らしい。

本書を読まれた方の中には、都会に住んでおられる方も多いだろう。第四章では農村部と都市部の地域包括ケアの違いに言及しておられる。「都会で仕事をし、退職したあとは都会を離れて田舎に住めばそれで解決するのか？　わたしの答えは『そんなに甘くはない』である」と。「田舎では、近所付き合いが煩わしくて、都会に移り住んだ人もいるだろう。しかし、田舎に住み続けた人たちは、お金では表わしにくい『互助』を、煩わしさとひきかえに蓄えてきたのだ」と、非常に含蓄のある言葉で述べておられる。都会に住んでおられる方がたで、いずれは田舎に住んで、のんびりしようと考えておられる人びとへの大きな警鐘であろう。

■著者略歴■

文・**花戸　貴司**（はなと　たかし）

1970年、滋賀県長浜市生まれ。1995年に自治医科大学を卒業後、滋賀医科大学附属病院、湖北総合病院小児科に勤務。2000年より東近江市永源寺診療所所長。医学博士、日本小児科学会認定専門医、日本プライマリ・ケア連合学会認定指導医、滋賀医科大学非常勤講師、龍谷大学非常勤講師、三方よし研究会実行委員長、少年野球チーム「永源寺リトルスターズ」チームドクター。

写真・**國森　康弘**（くにもり　やすひろ）

1974年生まれ。京都大学経済学研究科修士課程修了、神戸新聞記者を経てイラク戦争を機に独立。紛争地や経済貧困地域を回り、国内では、戦争体験者や野宿労働者、東日本大震災被災者の取材を重ねてきた。上野彦馬賞ほか数々の写真賞を受賞。写真絵本シリーズ『いのちつぐ「みとりびと」』第一集・第二集（農文協刊）の第一巻で、第22回（2012年度）けんぶち絵本の里大賞を受賞。

ご飯が食べられなくなったらどうしますか？
——永源寺の地域まるごとケア

2015年 3 月 15 日　第 1 刷発行
2019年 10 月 5 日　第 5 刷発行

文　花戸　貴司
写真　國森　康弘

発行所　一般社団法人　農山漁村文化協会
郵便番号　107-8668　東京都港区赤坂7丁目6 - 1
電話　03(3585)1142(代表)　03(3585)1147(編集)
FAX　03(3585)3668　振替　00120 - 3 - 144478
URL　http://www.ruralnet.or.jp/

ISBN978-4-540-14249-9　DTP製作／(株)農文協プロダクション
〈検印廃止〉　印刷／(株)東京印書館

製本／根本製本(株)
Printed in Japan　定価はカバーに表示

乱丁・落丁本はお取り替えいたします。

パート2 基本技術編 32分

ラクラク介助の基本技術とコツを、坂本先生がスタジオでじっくり実技・解説します。介助する人・される人の状況に応じた工夫も紹介します。

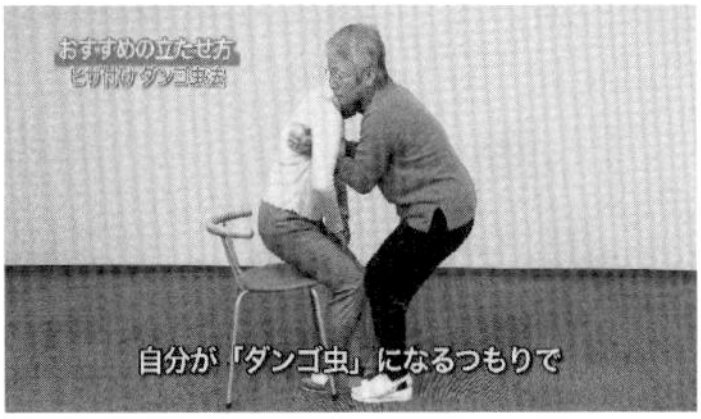

- 基本① 立たせる介助
- 基本② 座りなおしの介助
- 基本③ 車イスの移乗介助
- 基本④ 横向きの介助
- 基本⑤ オムツ替えの介助
- 基本⑥ 横移動の介助
- 基本⑦ 起こす介助
- 基本⑧ ベッドから床に立たせる介助
- 基本⑨ 寝かせる介助
- 基本⑩ 解説 ラクラク介助の原理
  体の筋肉の連動のはなし

パート3 歩行介助事例編 7分

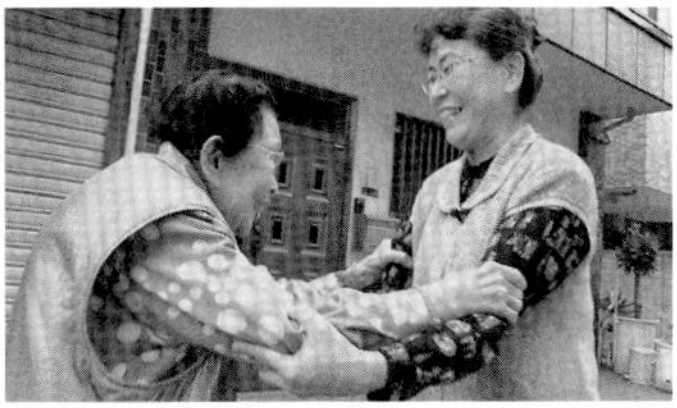

足の弱った90歳の老婦人を歩行介助している事例を取材。室内や、ちょっとした外歩きを、ラクに安全に介助する技を紹介します。坂本先生がコツをアドバイス、足の指の拘縮と歩行との関係も解説します。

DVDの再生

付属のDVDをプレーヤーにセットするとメニュー画面が表示されます。

● 最初のメニュー画面

各編のうち見たいものを選択します。
全編を続けて見たいときは「全編見る」を選択。

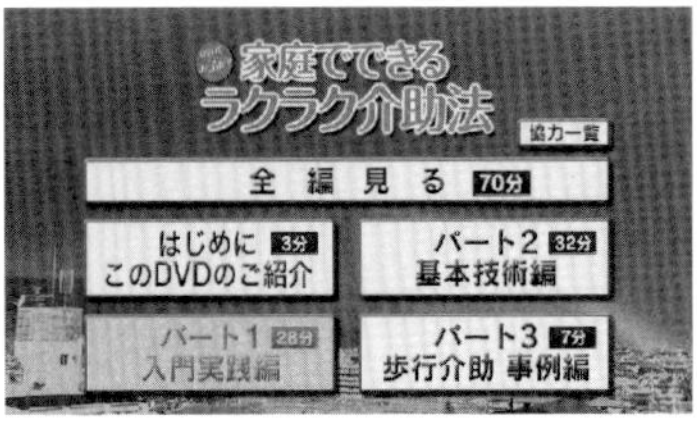

選択するとボタンの色が変わります（例 パート1を選択した場合）。

● 次のメニュー画面

パート1とパート2にはもう一枚メニュー画面があります。「全部見る」を押すとその編の最初から最後まで再生します。

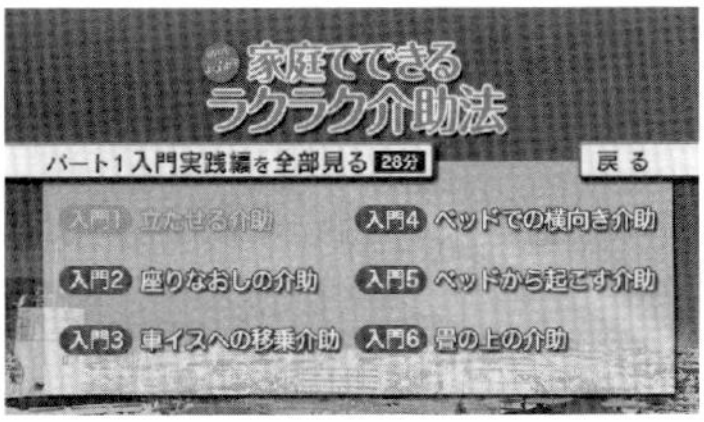

収録内容（入門①、基本①など）を選択した場合は、その項目だけ部分再生します。

DVD でよくわかる

家庭でできる ラクラク介助法

介護操体のすすめ

坂本洋子指導・監修、B5 判、64 頁、1,800 円 + 税

こんなの初めて！「ヒザを合わせてダンゴ虫で立ち上がる」「ヒジ 1 本でお尻が浮いてラクラクおむつ交換」とは。他にも寝返り、車イス移乗などの場面で、する方もされる方もラク、リハビリにもなる介助の技術を公開。

本の内容は、DVD と連関して、介助のコツを再確認するのに役立つものになっています。

DVD の内容構成　全 70 分

はじめに　この DVD のご紹介　3 分

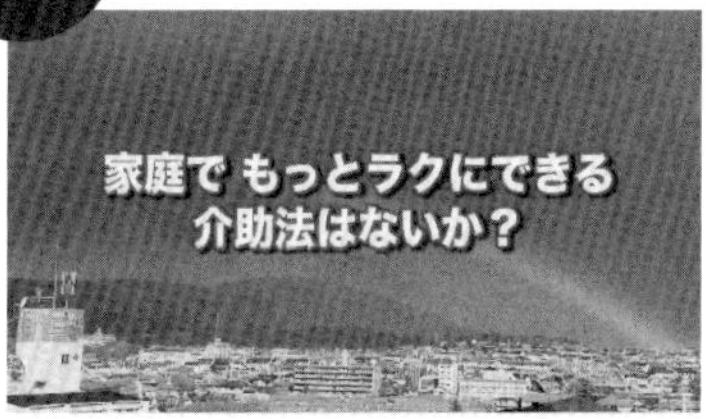

全 3 編のダイジェスト紹介です。

パート 1　入門実践編　28 分

坂本洋子先生の「介護操体講座」の実技指導と、参加者の実践練習を収録し、誰も教えてくれなかった『ラクに、簡単に、気持ちよくできる』介助法を、参加者の感想も含めて紹介したものです。

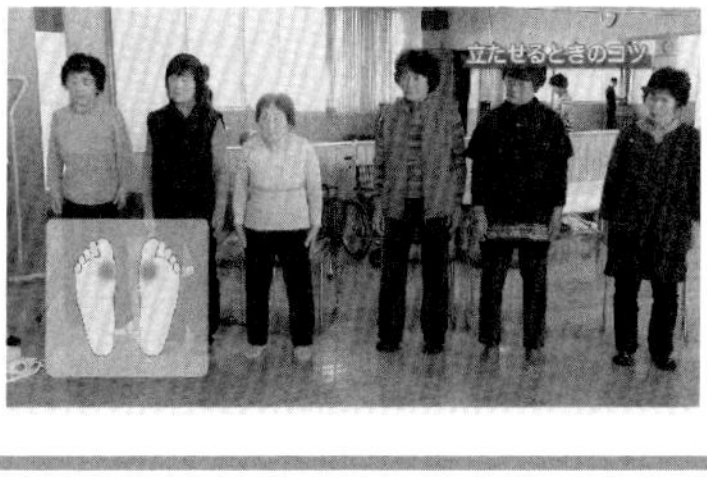

入門①　立たせる介助
入門②　座りなおしの介助
入門③　車イスへの移乗介助
入門④　ベッドでの横向き介助
入門⑤　ベッドから起こす介助
入門⑥　畳の上の介助

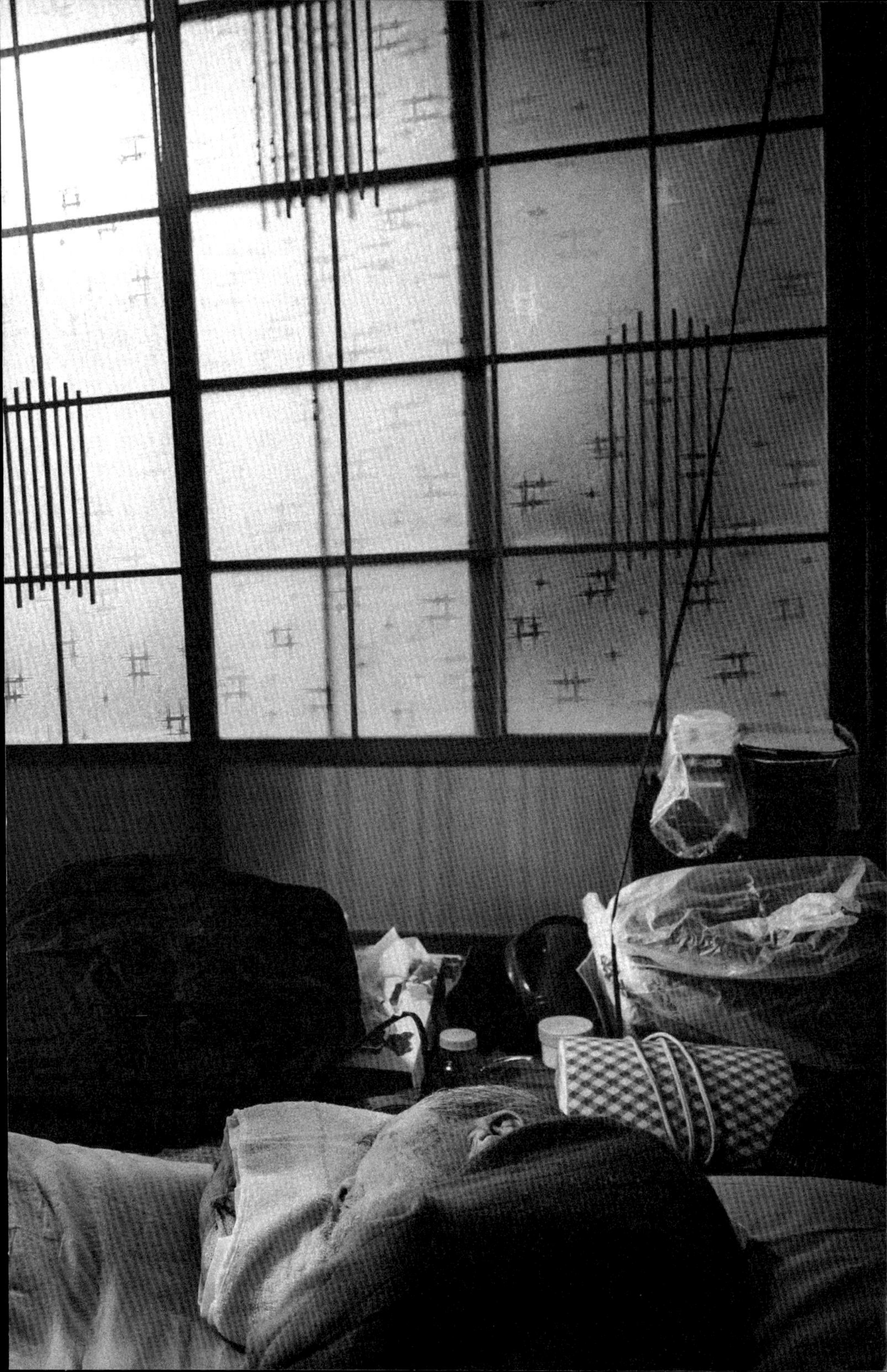